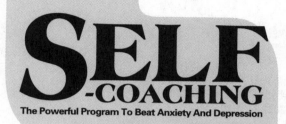

SELF-COACHING

The Powerful Program To Beat Anxiety And Depression

自我训练

改变焦虑和抑郁的习惯

【美】约瑟夫·J.卢斯亚尼/Joseph J.Luciani◎著

曾早垒◎译

U0398140

重庆大学出版社

SELF-COACHING:THE POWERFUL PROGRAM TO BEAT
ANXIETY AND DEPRESSION
by JOSEPH J.LUCIANI,PH.D.

Copyright: © 2007 BY JOSEPH J.LUCIANI,PH.D.
This edition arranged with JEAN V.NAGGAR LITERARY AGENCY,INC
Through Big Apple Agency,Inc.,Labuan,Malaysia.
Simplified Chinese edition copyright:
2012 CHONGQING UNIVERSITY PRESS
All rights reserved.

版贸核渝字（2012）第 090 号

图书在版编目（CIP）数据

自我训练:改变焦虑和抑郁的习惯/【美】卢斯亚
尼（Luciani,J.J.）著;曾早垒译.—重庆:重庆大学
出版社,2012.10（2021.11 重印）
（心理自助系列）
ISBN 978-7-5624-7015-1

Ⅰ.①自… Ⅱ.①卢…②曾… Ⅲ.①焦虑—精神疗
法②抑郁症—精神疗法 Ⅳ.①R749
中国版本图书馆 CIP 数据核字（2012）第 231805 号

自我训练:改变焦虑和抑郁的习惯（第 2 版）
Ziwo Xunlian:Gaibian Jiaolü He Yiyu De Xiguan
【美】约瑟夫·J.卢斯亚尼 著 曾早垒 译
策划编辑:王 斌
责任编辑:王 斌 敬 京 版式设计:敬 京
责任校对:任卓惠 责任印制:赵 晟
*
重庆大学出版社出版发行
出版人:饶帮华
社址:重庆市沙坪坝区大学城西路 21 号
邮编:401331
电话:(023) 88617190 88617185(中小学)
传真:(023) 88617186 88617166
网址:http://www.cqup.com.cn
邮箱:fxk@ cqup.com.cn（营销中心）
全国新华书店经销
重庆市正前方彩色印刷有限公司印刷
*
开本:720mm×1020mm 1/16 印张:15 字数:215千
2012 年 10 月第 1 版 2021 年 11 月第 14 次印刷
ISBN 978-7-5624-7015-1 定价:36.00 元

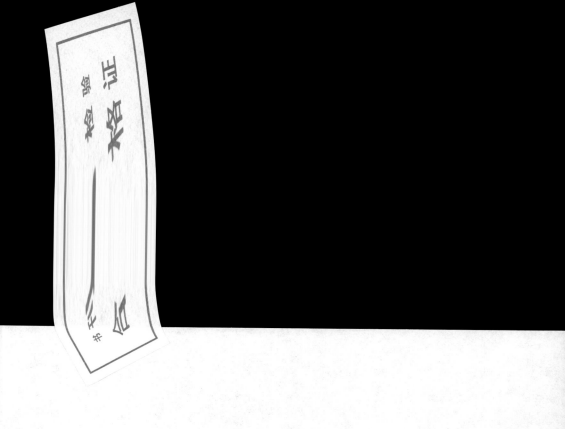

　　谨以此书献给我所有的患者和读者们，以及所有 Self-Coaching. net 社区的成员。你们给了我在事业上继续前进的灵感、勇气和动力。

译者序

7月流火,艳阳高照百年前,在奥维的田野,梵·高射伤了自己的腹部,两天后,不治而亡。伟大梵·高的自杀,原因在于他严重的躁狂抑郁症。而海明威在他那部伟大的作品《老人与海》中,描写的主人公桑提亚哥在海上与鲨鱼搏斗的经历与内心活动,其实也正是海明威当时矛盾心态的展现。小说中老人的内心独白,"你尽可能把他消灭掉,可就是打不败他",正是海明威一生的写照。很多人如海明威一样,在与抑郁的角斗中遭到失败后,最终以惨烈的绝望方式而了结自己的人生。

今天,在我们身边,还有多少人像勇于承认自己罹患抑郁症的崔永元一样"抑郁并活着"呢?

难道真的无法打败抑郁症吗?作为临床心理医生的作者卢斯亚尼博士凭借着自己多年的行医实践,在他的这本《自我训练:改变焦虑和抑郁的习惯》中,告诉了你一个不可忽视的真相,抑郁和焦虑并不是什么"病",不过是一种坏习惯罢了,而你,就可以靠自己的力量克服这个坏习惯。其实没有人可以分析你,即便是专业的心理医师,你才是最了解自己的人,而你缺乏的不过是一点技巧而已。该书与传统的心理治疗方式不同,书中所提到的自我训练和"自我交谈"的技巧极富创造力,且便于操作,又有详细的指导计划。书中还提供各种准确实用的简单自我测试,让你更多地了解自己,增添了阅读趣味性。同时,作者还建议,读者最好认清自己的人格类型(刺猬型人格,乌龟型人格,变色龙型人格等),并针对不同类型提出改进意见,生动形象。不仅对患有焦虑症和抑郁症的读者适用,就是对情绪低落的你,也能起到立竿见影的效果。全书的核心即是:你可以做自己的教练,改变自己的人生!

感谢现代科技,感谢网络的发达,使得译者可以在这次翻译之旅中通过网络找到更恰当的心理学词汇来加以表述,并通过网络所带来的相关资讯和信息更切近地认识了人类精神世界,心理世界。同时,也感受到了这些信息所带给译者的启发和冲击。在此,向自由的网络和勤奋为网络提供资源的所有人致敬。当然,稿成之日,我要向重庆大学出版社和策划编辑致以诚挚的谢意,我还要衷心感谢我的好朋友兼旧室友迟梦筠女士,感谢她在翻译过程中不厌其烦地与我进行探讨并提出宝贵的建议。同时,也要感谢曾六兵先生,他所说的"现在出版物太多,作品太少"的一席话,让我在翻译的过程中不禁慎之又慎,希望不至于愧对作者和读者。

诚然,因为本人的水平和理解上的偏差,译文中难免会出现错讹之处,还望广大读者批评指正。

那么,你准备好了吗,亲爱的教练?让我们来开始给自己做一场精神愉悦的心理训练吧!

译 者

2008 年 2 月

序　言

2001 年夏,当我的新书《自我训练:改变焦虑和抑郁的习惯》得以出版发行时,有谁会想到美国在不到几天的时间里会陷入一片混乱之中。2001 年 9 月 11 日早晨,我正在乔治华盛顿大桥上驱车赶往曼哈顿。突然,收音机里的音乐中断了,我听到了关于世贸大厦爆炸的报道,四周一片狂乱声和争执声。我看着车窗外哈得逊河的河岸线,心里想着自己生活中会出现的最糟糕的景象。在那一刻,时间仿佛凝固,蔚蓝的天空中出现一缕暗橙色的烟,这番景象难以用言语形容,我当时和大多数人一样,心中的震惊也难以言表,即便在过去数年后的今日回想起,我仍然犹如身临其境。

在 9·11 后的数月里,我一直忙着参加电台和电视台的访谈节目;人们嚷嚷着,想要知道自己该怎样舒缓悲痛、恐惧、焦虑和沮丧的情绪。举国上下,无不寻求对应之道。我希望本书能在这样艰难的日子里给大家一些安慰。作为一名心理医师和作家,我非常感激世界各地的读者和听众们反馈回来的信息,是他们让我知道,"自我训练"给他们以新的视角,可以帮助他们应对心灵深处的那些痛苦和挣扎。

我绝对没想到,数年后,我能在应对焦虑症和抑郁症方面有这么多的心得体会,而生命总是伴随着成长和改变。我在实践中越多地执行"自我训练"的方式,我的讲座和书的内容就会越丰富,我的理论体系和实践也就越趋于完善。2003 年,我写了一本新书《改变自己:心理健康自我训练》。这是我"自我训练"系列书的第 2 本,范围更广,不仅仅只针对焦虑症和抑郁症。

这期间,我创立了个人网站:www.self-coaching.net。通过这个网站以及网站上多种语言版本的信息,我能够与世界各地的人们交流。人们给我写信,对我提出的"自我训练"的方法感到好奇,想知道为何这个方法与其他的心理治疗方法大不相同。很多人还想知道,是不是真的有希望让自己的生活远离焦虑、忧郁和恐慌,人们都希望能找到有效的办法,来改变自己的生活。

在网上回答成千上万的帖子,可以让我和我的读者们一起成长。这些每日必做的事情也促使我找到更多更好的方法来帮助读者。西雅图的一个男子,觉得自己永远都无法摆脱恐慌的情绪;约旦的一位女士,一直与抑郁症搏斗,担心自己的丈夫会察觉;最近还有一位纽约的孀居女士,来信说自己长期受到身体机能失调的困扰,问我:"活下去还有什么意思?"我想帮助这些人,我得把"自我训练"的内容更浅显易懂地传递出去。

在过去的五年里,我积累了不少经验,所以有了今天的修订版。这本书里谈到的训练计划表明,在过去的若干时日里,我们是如何让病人明白,焦虑和忧郁并不是病,它不过是一种习惯,一种不健康的习惯,是一种不安全感驱动下的思维模式。就像所有的习惯一样,不改正会日积月累成为痼疾。如果有所克制,总有一天能克服它。一切就是这么简单。

"自我训练"的核心是"自我交谈"的技巧。"自我交谈"可以帮助你从焦虑和抑郁中解脱出来。在修订版中,我增加了全新的"自我交谈"部分。

不了解"自我训练"的新朋友们,欢迎你们的加入。而老朋友们,感谢你们,让"自我训练"的社区日益壮大。

致　谢

　　《自我训练:改变焦虑和抑郁的习惯》一书的出版,使我有机会与世界各地的许多朋友们见面和交流。通过我的 Self-Coaching. net 社区,我对焦虑和抑郁带来的痛苦与迷茫,也有了更深刻的了解。我想感谢那些参与到 Self-Coaching. net 社区里善良的人们,感谢你们勇于坚持和追求自由的、自主的生活。正是你们给予我出版这一修订本的勇气。

　　在和我的经纪人琼·纳佳共同工作的这些年里,我意识到,要不是她对我以及我的写作抱以信心的话,这本书也不能顺利出版。从此书开始写作之日起,琼就是推动书的进展并促使其完成的动力。在过去 5 年里,琼用她那令人难以置信的直觉、坚定不移的支持以及远见卓识给予了我无限的信心。在此,我要对琼和她的优秀工作团队里的每一位成员致以深切的感谢,谢谢你们,珍妮弗、艾丽斯、莫利和杰西卡,谢谢你们所做的一切。

　　汤姆·米勒,本书的编辑,是这本书的"枢纽"。正是汤姆最先建议我出这本修订版。在整个进程中,他是我的朋友、编辑,还是可以依靠的伙伴。从那时起,汤姆就表现出了他在语言组织方面的独特天赋,手稿每每经由他润色,都让我大为赞叹。

　　至于我和简的交情,则要追溯到我生命中比较黑暗的那段日子,当时我很怀疑,自己的书是否能得到出版。要不是简,我想我早就心灰意冷了。她是我的写作导师,总是能在紧要关头给我指引正确的方向,给我明智合理的建议。我坚信今日能成为一名作家,全依赖于简的专家级的辅导。她就好像我的藏书中心一样,但在此我更想感谢她在这 10 年中给予我的友情。

　　我还要特别感谢我的瑜珈教练和导师,Perinkulam Ramanathan。他教会我很多东西。最重要的是,他使我明白了生活的本质,也让我知道简单的生活有

1

多棒。练习瑜珈和冥想对我的生活产生了深远的影响。*Om shantbi*（多谢）。

最后，我要感谢我的家人。我的女儿，也是我的死党——劳拉，她现在已经是位漂亮的女士了，在特拉华洲立大学读书。有一天，她也会像她的妈妈一样，成为一个有才华的小学老师。我可以想得到，劳拉迷人的个性和天生的魅力会让崇拜她的学生们多得数不胜数。而我的儿子，贾斯汀，现在已经从普林斯顿大学毕业，正全身心地投入到 HealthylivingNYC.com 网络社区的建设中，这是一个专为纽约人的健康打造的公开社区。贾斯汀现在所做的事情并不是在攀登什么高峰，他是在愚公移山。最后，要感谢我的妻子，卡林，从十几岁起，我的人生就总是找不到方向，总是在踯躅前行，而她却一直陪在我身旁，支持我，鼓励我，相信我，就是直到今天，她也仍然是我的灵感和力量的源泉。她对我无私而永恒的爱，她的忠贞，使我今日无论取得何种成就都不能没有她。正如 4 年前，我在书里的致谢中提到的一样，她，是上天赐予我的礼物。

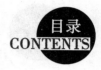

目录
CONTENTS

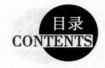

目录 CONTENTS

引　言

　　从记事起,乔伊就总是忧心忡忡。在他还很小,大概五六岁时,他担心自己的父母有一天会离开人世。而作为独生子,他不敢想象要是父母都不在了,自己该怎么办。在学校里,他同样惴惴不安。他会禁不住想,要是自己在学校里表现不好或是惹了麻烦,该怎么办? 有些事,他无法控制,比如父母总会辞世。而学校里的事情,自己还能掌控。

　　不管学校里的事情乔伊是否真的能够掌控,至少他有这份自信。但四年级时发生的一件事,让他的这份自信烟消云散。这天早上,乔伊的老师发现他趴在课桌上,就让他把头抬起来。这让乔伊有些猝不及防。听到周围的窃笑声,他不禁心烦意乱,接着又惶恐不安。如果听老师的话抬起头来,同学们就会看见自己脸上滑落的泪水。于是,他一动也不动——就那么趴着。

　　老师冲到乔伊的课桌前,用力抬起他的头。不幸的是,乔伊一直拼力紧咬着牙关,所以嘴都磕破了。老师看到乔伊流血,竟然发起狠来,大力地将乔伊拖出教室,撕扯着他的衬衣,一路上还嚷嚷着,扇他的耳光。

　　乔伊又惊又怕,飞一般地逃离了教学楼。随着最后的这点自信丢失,他的世界坍塌了。梦魇变成了现实:老师居然想要杀了自己,同学们也看见自己哭泣丢脸,而且父母要是知道他把事情搞得一团糟,肯定也会对自己失望(当时毕竟是20世纪50年代,父母们都普遍把学校看成是最高权威)。午餐时间,乔伊一路跑回家,总算躲过大人的注意,偷偷溜回自己的房间。他把撕烂的衬衣换掉,洗掉上面的血迹,又梳了梳头。本来可以就这样把这件事情瞒过去,可乔伊的表弟当时却偏偏和乔伊同班,当天回家时,因为被发生的事情吓坏了,小表弟满脸泪水地出现在家门口。这样一来,这件事情就瞒不过去了。

　　虽然接下来发生的事情乔伊记得不是太清楚了,可是他的确记得,父母对自己很失望。父亲非常生气，还关了他的禁闭，不让他去上学。一两天之后，乔伊回到学校，那个老师已经被换掉了。有同学告诉他，那个老师"发疯了"，得去接受治疗，可乔伊并没有觉得开心。在他看来，造成这样的状况，都是他的错，一想到这一点，他就觉得不能原谅自己。

乔伊本来就是个小心翼翼、忧心忡忡的小孩子，这以后，他更是告诫自己要小心谨慎，循规蹈矩。不论如何，他都要想方设法避免这种让自己猝不及防的情况再度出现了。他必须保证这一点。但糟糕的是，乔伊从来就没有认识到其实自己毫无过错，也没有人清楚地告诉过他这个事实。

乔伊想了好长时间，头都想疼了。他知道自己并不完美——而且离完美有十万八千里。可幸好，他没必要非得真的完美，他只需要显得很完美就行了。虽然以前也总是过于求全责备，但他现在越发变本加厉了。以前，他只是想让一切有条不紊。而现在，他感觉到自己没得选择：他必须让生活一板一眼。举个例子，做模型飞机时，他不小心把胶水粘在模型上了，弄脏了模型，那就没法再做下去了，因为模型已经毁了。还比如，如果数学题做错了，他宁愿重做一遍，而不是只修改错误的部分。尽力追求完美好像已经变成了他赖以掩盖脆弱的保护伞。

在社交上，乔伊花了好长时间才调整过来，因为自己最脆弱的时刻毕竟展现在了他人面前。渐渐地，他在社交上变得特别敏感，只要社交场合中有些什么风吹草动，他就会顺应而动。只要周围的环境需要，他可以随时随地表现出自己性格的不同侧面：或搞笑，或愚蠢，或有趣，或严肃。他就好像是一条变色龙，一条天生的变色龙。有一位老师就常这样评价他："你真是一个好士兵。"这是当然的，乔伊不单喜欢遵循指令，还期待别人发出指令。

虽然初获成功，但乔伊的自尊并没有真正建立起来。事实上，在社交上越成功，他就越是觉得要竭尽所能来维护自己的这张假面。毕竟，自己的人生中有太多需要隐藏的东西了。别人越是觉得他酷，他就越害怕自己"不酷"的真相会暴露。他觉得自己精疲力竭，无时无刻不战战兢兢，总担心自己做错了什么，总害怕遭遇不测。

对乔伊来说，这样的日子可真是不好过。而我却能感同身受——因为我就是乔伊。

应对良方

年轻时,我总是拼尽全力去掌控生活。但我从来都没有问过自己,为何要这么做,我只是觉得非得把生活置于自己的掌控之下才行。在上高中前,我觉得自己都做得很好。我加入橄榄球队,周围的同学都觉得我挺强壮,虽然我只有 102 磅,而且打球让我怕得要死。我加入社团,入选学生会,后来还被推举为最受欢迎的人。那时的我,总是想尽办法成为别人期待的那种人。

毫无疑问,我有意迎合了别人对我的看法。我觉得自己别无选择,就是得让每个人都喜欢我。而且那时候大家也都认为:别人只要喜欢你,就不会伤害你。我就好像是电影中的那种房屋,只有一面墙,用来愚弄观众而已。我渐渐将自己变成了一个幻影,一间徒有其表的房子,只有正面,打开门后什么都没有。

到上大学时,我觉得自己受够了。每天对我来说都是折磨,我渴望放松自己。老是考虑那些“要是怎样”“应该怎样”和“必须怎样”一类的问题都快让我发疯了。生活中让我担心的事情比比皆是:学业、约会、金钱。最糟糕的是,我担心有一天自己可能会失控:那时一切都会乱了套,我会陷入困境,唯有听任命运的摆布。

所以我下决心学心理学。别取笑我,饱经心理痛苦的人完全可能变成一个心理治疗师。我曾经听到有人把这样的现象叫做“受创的医者”。确实,我最初的动机只是为了能解决自己的问题,没有想到要为他人做点什么。当时,我既绝望,又焦虑,沮丧之极,学习心理学好像是我唯一能找到的一根救命稻草了。我也不知道,也许,也许这真能救得了我。

自我训练:松开你的拳头

学习心理学,进行集体的或者单独的精神分析训练,这都对我有所裨益,但我还是不能放松,双手仍然紧张地握着生活的方向盘。我还是忧心忡忡,偶尔还会自责。我试过读弗洛伊德,也研究过荣格,但却无济于事。我还是那么焦虑,不止一次对自己说:"我受不了啦!"我渴望获得某种顿悟。

没等多久,这一时刻就来了。那是一个晚上,我走在下班回家的路上,脑中突然浮现出一个简单的想法:"没理由让自己这么痛苦!"真的,我突然觉得醍醐灌顶。很难描述当时的奇妙感受,尽管这种想法看起来简单平实,却让我的思维方式焕然一新。我再也不沮丧了,再也不会了,除非我自己跟自己过不去。事实上,我可以不用把自己的生活搞得这么悲惨。到最后,我终于知道自己是怎么回事了。我突然明白,就算是顽固不化的人,如果蓦然受到触动而改变思维模式的话,也能幡然醒悟。

我总是认为,感觉、情绪和思想都是有根源的,只不过这些根源隐藏在意识的背后。但是会不会只要你避开消极情绪,就自然会得到解脱呢? 一天,在补牙的时候,我又有了有趣的新发现。我一边吸"笑气"以防止补牙时候的不适,一边想,为什么吸"笑气"这么不舒服,却没有加剧自己的痛苦呢? 结果我发现,是因为"笑气"使我忘了疼痛这码事儿。开始吸"笑气"时的猛烈疼痛吸引了我的注意力,马上就觉得难受,可在万分之一秒的时间里,因为"笑气"的作用,我又完全放松了,忘记了刚才疼痛的感觉。反过来,平时我的思维模式里,因为没有"笑气"的作用,就出现了截然不同的体验。

就算没有"笑气"或者其他药物的帮助,如果我们能丢掉那些不必要的焦虑,也不做无谓的担心,会出现什么样的状况呢? 如果能积极地做出改变,把痛苦的反思变成健康而更有建设性的想法,又会怎么样呢? 你的焦虑、沮丧又会怎么样呢? 事实上,如果你这样做了,这些不良情绪都会消失殆尽。正如"笑气"能在你拔牙时让你忘掉焦虑和紧张一样,"自我训练"的方法也能使你从让人窒息的念头中自我解脱出来。更妙的是,一旦你学会解放自己,用自信来取代那些不安全感带来的种种念头时,你就打败了焦虑和抑郁。

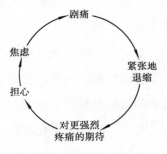

图1

简单的就是好的

在超过 25 年的行医、演讲和写作的生涯中，我明白一个道理，我所有的想法都应该得到其他人的认可和实践，否则这些见解都是无用的。我认为传统的治疗手段太复杂，过于陈旧，但是很多病人只要一看到用传统方法来进行治疗的"无所不知"的医生时，就感到信服。经常我会听到病人们这样说："你是大夫啊！告诉我，我得的是什么病？该怎么办？"病人们不把我当普通人看，有时甚至要求我拿出全知全能的架势来，不然他们就会觉得很失望。

布雷特是一位退了休的高中教师，他到我这里来看病时，对在传统疗法上白白耽搁的时间颇有怨言，让他抱怨的不是那位主治医师，而是他经过治疗却见效甚微这一事实。对医师本人，布雷特敬重有加，甚至为自己是这么顽固的一位病人而感到惭愧。他就是搞不明白，为什么自己不能从大夫对自己的分析中受益。布雷特还认为，如果那位医生不是刚好退休的话，他本来是能够找出自己的症结之所在的。

开始无论我怎么说，布雷特都听不进去，他就只想知道恋母情结以及压抑的性本能是如何作怪，导致了他现在的症状的。而且他坚信，一定有某种深奥难懂的理论来解释他的病症。他的问题根本就不是简单的。他所感受到的痛苦一定要有大师的理论来说明才行，就好像弗洛伊德或荣格这样的大师（当然也包括给他治疗的那位大夫）。而我提供给他的治疗方法就不免太过简单了。

我问布雷特是否知道奥卡姆的威廉，一个英国哲学家。布雷特并不知道，但我能搬出一位大师来，就挺让他高兴。我向他解释说，威廉爵士，推崇简约原则，人们都把他推崇的这种原则称为"奥卡姆剃刀"。我还告诉布雷特，"奥卡姆剃刀"的内容就是在任何既定的情形下，在能找到的解决问题的办法中，最简单的一种就应当是首选。

我希望布雷特能明白，对医生和病人而言，把事情复杂化不过是出于虚荣心罢了。布雷特不接受我对他的分析，只是因为他认为自己的病症与众不同。

像布雷特这样的情况并不罕见。你对自己的病因和解救自己的良方可能也有类似的念头。"自我训练"的方法看起来不像那些心理分析，分析治疗，或是相互影响分析法什么的，听起来就让人为之一振。事实上，"自我训练"听起来压根儿就不像是心理治疗方法。在第 1 章里我会做一些基本的正式的解释，但目前，我只想说：把你以前的旧观念先放在一边。我会向你证实，确实有简单明了的办法来对付焦虑和抑郁。我的方法和传统治疗法不一样，它更直接，因为我只需要一些简单实用的心理学工具，再辅之以训练及激励策略，就能达到效果。

我想如下观点一定会博得奥卡姆的威廉爵士的首肯：如果要想远离焦虑和抑郁，为什么要去简就繁呢？这种简单的方法就是"自我训练"。而且，一旦用这样的方法消除了焦虑和抑郁，你还可以继续借助它的力量使自己的生活保持一种健康自然的状态。一旦在心理上养成了良好的习惯，你就不会想再回到以前的老路上了。

第 1 部分

什么是自我训练

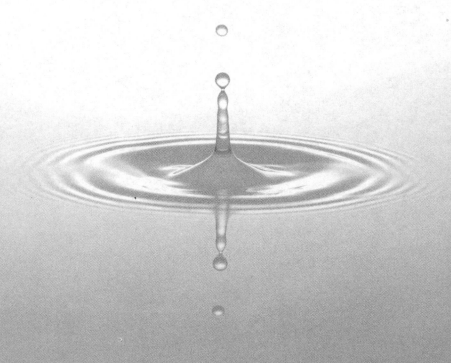

1　一种新的自我治疗方式

为什么你会翻看这本书呢？是不是最近焦虑过多，还是因为最近那些惶恐、失控的情绪让你觉得焦虑、沮丧？可能最近你和人交谈时显得不太友善；也可能睡眠不如过去，总是觉得心情不佳。也许你已经有点抑郁症的状况了，觉得疲倦、无助，或者就是觉得自己很失败。有时就是想要放弃。

你也可能会觉得困惑，但是有一点可以肯定，那就是：生活本不应该这么糟糕的。你希望有人能帮你找到答案，并且最好现在就告诉你！你可不想再浪费时间了。

好，那我们现在就开始。以下是一组自我测试题，可以让你知道通过阅读本书能有什么收获。

自我测试适合我吗？

用"是"或"否"来回答如下问题：

是　否　　我经常会想"要是……该怎么办"一类的问题。

是　否　　我经常走神。

是　否　　我过于焦虑。

是　否　　我常常觉得疲惫不堪。

是　否　　我很难集中注意力。

是　否　　我很难在限期之前完成工作。

是　否　　我对自己的健康状况感到担心。

是　否　　我常觉得自己处在崩溃的边缘。

是　否　　我常常觉得很悲伤。

是　否　　我入睡有困难。

是　否　　我常常怀疑自己(比如,我锁门了吗? 别人是不是觉得我话太多了?)

是　否　　我对很多事情都持怀疑态度。

是　否　　我没什么安全感。

是　否　　我起得很早。

是　否　　一天之中,早晨对我来说最难挨。

是　否　　我担心把事情搞砸。

是　否　　我对自己的外貌过于专注。

是　否　　我非得以自己的方式来做事。

是　否　　我无法放松。

是　否　　我对时间很敏感。

是　否　　人永远都无法绝对安全。

是　否　　我对问题总是夸大其辞。

是　否　　我觉得惶恐。

是　否　　躺在床上是我觉得最安全的时光。

是　否　　我过于敏感。

是　否　　我总希望自己变成别的人。

是　否　　我害怕变老。

是　否　　生活中总是充满了一个接一个的问题。

是　否　　好像没什么指望可以让我感觉好点儿。

是　否　　我经常坐立不安。

是　否　　我有开快车的倾向。

是　否　　我有恐惧症(比如特别害怕待在封闭的空间、桥上、空旷的地方或是社交场合中)。

计算一下自己回答"是"的题目数。10 个或低于 10 个说明你的自我调节能力还不错。"自我训练"可以帮助你摆脱一些生活中的小挫折。经过训练后，你会越来越不容易受到自己情绪的困扰，社交和个人生活的各方面都会有改善。更重要的是，你可以用这种很有活力的方式来面对自己的生活，让自己本来就健康的生活变得更加健康。

如果在 11～20 个之间，说明你有点缺乏信心，但不太严重。"自我训练"可以快速便捷地帮助你摆脱焦虑和抑郁所产生的局限，从而对生活能采取更自然的生活方式。

如果高于 20 个，说明你的焦虑和抑郁的症状已经很严重了。对你而言，应马上用"自我训练"的办法来解决自己的问题。只要有耐心，坚持不懈，完全可以解决目前出现的这些症状。

我知道，因为那些固有的观念，我不可能马上就说服你。但现在，你只需要承认一个事实即可，那就是不管你现在有多焦虑，多抑郁，心底却似乎总有股什么力量在促使你阅读这本书。这股力量，其实就是你自己内心中并没有放弃的部分，是你个性中健康的部分，你的这一健康的部分想要解决长期以来困扰你的问题。而这也是我们"自我训练"方法想要实现的目标，要激发出你内心中健康的你。

自我训练计划

我用了 25 年的从医经验来写这本书。不是因为我动作特别慢或者是太懒（我绝对不懒），而是因为，焦虑和忧郁往往以欺骗性的外表出现，要看清楚它们实在是需要很长的时间。为什么会有这样的欺骗性，原因之一就是我在心理学上的短视。和其他许多专家一样，我学到的知识告诉我，治疗是一个相对被动的过程，必须对病人的过去有全面的了解和剖析才行，而这个过程常常令人觉得很痛苦。心理治疗的基本原则也就是，如果你对病人的潜在原因不了解的话，根本谈不上治疗。

在打破了这样传统思维模式下的行规，并开始依靠自己的自觉来行事之后，我才开始用新的角度看问题。我发现，焦虑和抑郁并不是什么神秘的疾病,不过是人的观念误入歧途或是有所缺陷罢了,而这样的感觉,常常会很快将你侵蚀击垮。有意思的是,只有了解了这些错误观念的本质后,你才能真的明白焦虑和抑郁是怎么回事。就像猜谜一样,只要你看出谜语中的关键语,谜底也就迎刃而解了。不管你是多么不理智地认为自己的症状是如何的与众不同,你也最终会恍然大悟的。这样的领悟就是我推出新疗法的催化剂,我用这样的方法来指导病人,教他们怎样可以使自己感觉更好(我不喜欢"病人"这个称呼,但是更不喜欢"客户"这个叫法,所以,我整本书还是会用"病人"这个词)。我把这个新疗法称作"自我训练"(强调"自我")。

在阐述我的计划的具体起源之前,我们先来看看对焦虑和抑郁的一些常见误解。每个人都会有那么一段时间有点焦虑或者抑郁,这在人生中是很常见的。生活中,因为赴约要迟到而紧张,或是因为和朋友发生争执而沮丧,都是不可避免的。和人们平时想的不一样,并不是生活带给我们的种种挑战(或是由于我们自身基因的缘故)导致了临床上的焦虑或是抑郁(这一部分我会在后面的章节中谈到),而是我们在面对挑战时所做出的反应,导致了我们的焦虑或抑郁。当生活中出现难题时,由于不必要的怀疑、恐惧和消极情绪,不安全感会加剧,比如面对查税、没机会加薪、与配偶打架等。这时你的情绪就不是由事实来控制,而是由假设来控制了,假设都是由于不安全感引起的。你就不禁会想:"我肯定挺不过去了!"或是"我应付不了!"

正如莎士比亚所说:"错不在命运,而在我们自己。"并不是生活欺骗了我们,让我们屈服于生活,是我们自己对生活的解读和反应影响了自己的生活。当不安全感占据了你的生活时,就好像是用两张砂纸互相摩擦所产生的摩擦力,这种心理上的摩擦力,会毫无疑问地使你崩溃,就像砂纸摩擦在木头上一样,当然,也就会产生我们通常所说的焦虑、恐慌、抑郁等临床症状。

直觉

作为一个心理医师,我最看重自己的直觉。直觉是一种能力,像荣格曾经说过的那样,这是一种能在事情即将发生时就先预见到的能力。直觉和智力正好相反，不太能刻意为之，而是出其不意的。在心理学中，敏锐的直觉就好像天文学家的望远镜那么重要。用望远镜，可以看到月球的表面有如弹坑般凹凸不平，而凭借直觉，却可以发现焦虑和抑郁背后隐藏的秘密。

关于焦虑和抑郁的想法清晰化以后，我发现自己在对待病人时也大不一样了。我不再用传统的被动的方法来治疗病人，而是以积极和更精神饱满的态度来面对他们。我这么做并不是刻意为之，只是跟着自己的直觉走罢了。比如，在面对抑郁症的病人时，我感觉到他们正在丧失某种至关重要的活力，所以无法应付自己的困境。于是我用自己的活力、乐观、热情为病人树立榜样，让他们明白这样的态度才能对付消极、沮丧和惰性。基本上，我如果观察到自己的病人缺什么，我就为他们创造什么。

对那些有焦虑症的病人，我也跟着自己的直觉走。在面对他们时，我就成了安抚、鼓励和说服的声音。我不断敦促他们鼓起勇气，敢于冒险，来面对生活中的担心和恐惧。那些有焦虑倾向的人一般都是想得过多的人，他们必须学会克服自己的疑心病，要勇于相信自己，相信生活。

焦虑和抑郁是生长在不安全感这片肥沃土地上的杂草。要应对生活中强大的不安全感，我们不仅要有"我能"的态度，还要挑战焦虑和抑郁。

我想大多数人都会认为焦虑和抑郁是某种形式的心理不健康，可能还会有人认为是病。我们如何称呼一件事情至关重要，因为词汇会影响我们思考和感觉的方式。马克·吐温就曾经说过："恰当的词和差不多的词之间的差异就像是闪电和闪光一样截然不同"。在我看来，心理不健康可不是什么差不多的词汇，这压根儿就是个错误的表述。当我想到什么疾病时，我认为是"患了"某种病，比如患了感冒或是流感。还比如你不小心踩到生锈的钉子，可能会感染破伤风。可是你并不会"患"焦虑或抑郁，也不会感染焦虑或抑郁，你只不过是出了这样的状况而已！

为什么看问题的角度如此重要呢？因为患了感冒、流感或是感染了破伤风，你都是由于某种外界可怕的生物病原所致，你是被动的，是受害者。从定义上来说，受害者是那些身不由己、对环境无能为力的人。如果你认为焦虑和抑郁是病的话，就当然会觉得自己是受害者了。所以，我们换个说法吧。不要再把焦虑和抑郁看成是病了,我建议大家从全新的角度来看待它们,将之看成是一种习惯——一种由于不安全感而滋生出来的习惯,这种习惯会歪曲你对生活的看法和体验,将逐渐耗尽你体内的化学成分(这也就是为什么药物治疗可以达到效果的原因了)。这种习惯是你自己养成的。焦虑,是一种习惯!抑郁,也是一种习惯!虽然我承认,我的方法看起来就算不是太任意为之,也比较激进,但其对于病人所产生的效果却是难以置信的,病人们常会吃惊地问:"你是说我没有病?""真的可以像你说的那么简单吗?"真的可以,千真万确。

显然,我的新方法完全脱离了过去传统的治疗手段,但是因为我在这方面的见解更像是在过去基础上的演变而非改革,所以真要付诸实践还是花了一些时间。一天,在治疗一位患有焦虑和突然惊恐障碍的病人时,我听见自己对病人说:"你期待可以在我这里找到让焦虑远离的方法,但我也帮不了你。我能做的只不过是提供给你一种看待自己症状的新方法。我可以给你灵感,具体告诉你应该做些什么才能消除焦虑。但我没法改变你,能改变你的只有你自己。不要把我当成你的心理医师,把我想成你的教练"。对了,就是这样,我起的是指导作用,而不是分析的作用,不要被动地听我说,不要只是条件反射。我的指导能让你产生力量、信心和对生活的掌控感。我的病人可以很快就轻松地理解这一简单理念。在病人眼里,我不再是一个有着高高在上的权威的治疗师,而是另外一个全新的角色:我在指导病人如何通过自己的努力和决心来克服焦虑和抑郁。最重要的是,我训练他们自己要有克服焦虑和抑郁的愿望。

我和我的病人在治疗过程中所轻松取得的进展让我更加确信,用教练的身份而不是治疗师的身份来解决问题具有深远意义。但是先等一下,我们也不要再用治疗这个词了,换个更准确的:改变。从现在开始,你要知道,我所做的一切不是为了治疗,因为你没有病,意识到这一点很重要。既然你没有病,那也就不需要治疗。如果感到焦虑或者抑郁,你需要做的只是改变而已。

所以我要做的只是指导你如何改变——变没安全感为有安全感,变不信任为自信,变抑郁和焦虑为对生活的自由掌控。要改变长期以来形成的习惯,我认为需要简单易行的方式,所以我创建了一种名为"自我交谈"的方法。

"自我交谈"的方法很直接,只要三个步骤就可以达到效果。最先提出这个概念是在我的另一本书《改变你的习惯》里。在那本书里,我把这种方法称作"被控制的听力"。

"自我交谈"是一种非常有效的办法,可以将焦虑和抑郁产生的源头切断——打消那些会让你滋生焦虑和抑郁的念头。"自我交谈"的方法是用健康的、自由的生活方式将不健全的、毁灭性的、不安全感的想法从你脑海中驱走。注意我在这里的用词,是"自由的生活方式"而不是"自由的思维"。只要你去除脑海中的那些无谓的思虑,不要凡事都在心里反复地想("我应当告诉他我的真实想法,但是也许这样太莽撞了,或者也许……),你对生活的态度就会变得直截了当,自然而然。

不安全感会导致人想要对生活有所掌控:"如果我什么都不能相信的话,我就得揣测什么才是安全的。"很快,你就会变得习惯于猜测而不是去适应自己的生活。你就会变得像这样:"如果他问我在哪儿,我就说我生病了,如果他想知道……"好像事情还未发生前就对其有所猜测,总比未经排练就面对它更让人有安全感一些。在现实生活中,完全出于本能地对生活做出反应会让人觉得太轻率了。但其实这根本就不是轻率,这只是人们这么觉得罢了。人类六百万年来发展的本能和直觉足以让你的神经做出不会令你失望的反应,但前提是你得信任它。这也就是我们"自我交谈"的基本目标之一:用你自身的先天的能力调整自己,达到本能的自信的状态。只有自信,你才会自发地愿意面对生活中的冒险,而不是想预先演练生活。只要你这么做了,自然也就不会有焦虑和抑郁了。

自我训练的回顾

焦虑和抑郁来源于你的不自信。

不管你是为了减肥而锻炼,或是为了健康而快走,还是像运动员一样为了参加大的体育赛事而训练,有一点是共同的:你都必须进行有效的训练,包括一系列有效的重复动作和循序渐进的努力。心理训练也是如此,也需要重复和循序渐进的努力。"自我交谈"的训练方式是我们这个训练计划的核心内容,需要你的坚持。没有什么魔法,也不是什么天才之举,或是什么咒语式的胡言乱语,只不过是要你遵循老套的艰苦训练罢了,因为艰苦训练总是会有所回报的。

训练

在我推行计划的过程中,我发现那些特别容易焦虑的病人对我的训练观点很感兴趣。他们一般都是在传统的被动治疗法中苦苦挣扎的一群人,特别是当治疗效果不明显时。出现了行之有效的方法,对他们来说,可是大好消息。

有抑郁症的人在生活中面临着与常人截然不同的挑战。抑郁症使他们很难打起精神来做任何事情。那我又是如何鼓励那些抑郁症的病人,让他们也想参与训练的呢?有抑郁症的人就好像是开车的时候一只脚踩在油门上(相当于人自身的健康需求),而另一只脚却踩在刹车上(相当于歪曲事实的负面解读),当然就总是会觉得寸步难行、沮丧和气馁了。我知道如果我的方法有效,训练将会缓解抑郁症中的刹车效应,事实也证明如此。丢掉那些消极的想法,用更客观的、以事实为依据的方式来思考,将事实和假设分开来,用"自我交谈"的方法,再辅助以训练,培养积极乐观的生活态度,就能达到效果。一旦病人们不再有寸步难行的感觉,接下来的动机训练自然也就不在话下了。

这样用于治疗训练的方法也说明,为什么依靠治疗专家的见识和经验不能带来预期的效果,而用"自我交谈"的方式,每天坚持训练,却能达到效果。就好像是你走入健身房,期待在脚踏车上运动10分钟,就能减掉腰围两英寸,那肯定是失望而归了。反过来,如果你能对脚踏车有更现实的态度,再结合自己真正开始想锻炼的愿望,又会怎么样呢?首先,你得意识到,脚踏车只是脚踏车而已。只有经过一段时间的脚踏车课程的反复训练,你才能从锻炼中逐渐获益。不管是在健身房里,还是在治疗中,训练都需要并教给我们以下3件重要的事情:

①耐心。

②对动态的改变持有现实的态度。

③依靠自己。

这套训练计划,主要是用"自我交谈"的方法来打破那些毁灭性的想法,这个方法就是你手上现在拿着的这本书的核心内容。当然,这个训练方法的主要不同之处在于:我并不是你的教练,你才是自己的教练,只有依靠自己你才能走上自由的道路。要知道,真正治愈的可能性完全取决于你自己。记住,这个世界上最好的心理医师也没法让你感觉更好。没有谁能做得到,除了你自己。"自我训练"就将教会你如何做到这一点。

在行医中,我注意到,病人对我的训练反应迅速,又易于接受,可见在自助的模板下,这个方式是多么有效。那么我对病人们采取的方法可以写成书吗?要不是我的一个表亲让我帮她治疗焦虑症,我可能永远都想不到写书。我和她谈了谈我的"自我交谈"的方法,又给了她一些为病人准备的资料,教给她一些简单的策略和练习。几个月以后,她打电话给我,告诉我她已经不再感到焦虑了。我更加确信这样的训练可以变成一种"自我训练"。不久,我就下定决心要把这些想法写下来,但是最后真正促成我这一行动的并不是我表亲的成功案例。

我认为我可以,我过去也这样想

回想我 30 多岁时,我也不知道是怎么回事,当时特别想参加纽约城市马拉松比赛。我也不清楚为什么会那么想去参加这个比赛。可能是因为听起来很难实现吧——42 千米! 也许我只是想知道这是否会在我能掌控的范围之内。不管怎样,我决定试一下。我没想太多训练的事情,因为我毕竟数年来坚持每天几英里的慢跑活动以作消遣,所以,跑马拉松有什么大不了的呢? 不过就是跑得更长点儿罢了,不是吗?

接下来的 6 个月,时间过得飞快。

跑马拉松的头两个小时感觉棒极了。我与在布鲁克林第四大街上的孩子们击掌致意,街道上的人群,肾上腺素的分泌,紧张的比赛,都让我觉得享受之极。真奇怪自己以前为什么不来参加这样的比赛呢?但是到了第 3 个小时,大概跑到赛程的一半,我开始感觉到深深的疲惫。跑到第 4 个小时的时候,我眼睛里就看不到布朗克斯区了,因为我的注意力都集中在了脚上的水泡上,水泡一个一个在跑步的时候被压碎。跑到第 5 个小时,进入中央公园时,疲惫已经比预期提前了 16 千米出现,感觉非常强烈了。我意识中尽是求生的本能,只想赶快结束这可怕的痛苦和抽筋。但不管怎样,最后我还是坚持完成了比赛,总共历时 5 小时 20 分钟。比赛结束后,我拖着疲惫的身躯走在路上,真希望自己永远都不要再想起比赛最后的 3 个小时。

赛后我又隔了好几个月才调整过来(在这几个月里,我发誓绝对没有想过要再去参加类似的跑步比赛,而且觉得将来肯定也不会再动这样的念头)。调整过来后我与一位朋友聊起了这次比赛,当时他也参加了,而且跑得还不错。当他得知我赛前只是在马路上跑步训练时,大吃一惊,问道:"什么,你居然没有进行过山地跑训练?也没有进行过速度训练?"我这才意识到自己过去的训练方法错得有多离谱。我也意识到在生活中有些东西被我们忽略了——至少在最开始时是这样。

又过了几个月,我无意中读到了一本很棒的书,两位作者以前是马拉松比赛的教练和选手,书名是《选手手册》。书中解释和分析了全面训练中应包含的方方面面。虽然我已下定决心再也不会参加任何马拉松比赛,但我还是贪婪地读完了全书。也终于明白了为什么我的腿会变得僵硬,为什么我会抽筋,为什么在比赛的后半部分我几乎要垮掉了,甚至也知道了为什么我的脚会长水泡。这些问题,其实通过恰当的训练,都是可以避免的。以下我提供的"自我训练"计划,也可以克服我曾经经历过的那些崩溃的感觉。我们所经历的那些觉得羞辱的、混乱无序的感觉,其实都是可以解释的,对其也是可以有所预见和防范的,而且,最重要的是,这些感觉都是可以克服的。我非常喜欢现在这样的感觉。我也渴望"自我训练"方法得到检验。到今天为止,我已经跑了 3 次马拉松,现在正在为第四次比赛进行训练。我训练的时间不是以分钟计算,而是以小时计算的。

我现在能这么说,其实是已经从"自我训练"的方法中获益良多了。我通过"自我训练"的方法练习马拉松的经历真是非常有价值,这让我不禁想,我也可以把我训练病人的一套方法用在"自我训练"的模式中。于是我开始留意在治疗过程中,自己是怎样对待病人的,讲了些什么话,有些什么建议,特别是做了些什么事情使得训练能达到效果。在本书中,我已经提取出了这些有用的信息,任何想有所改变的读者都会达到效果。有意思的是,每次和病人们在一块儿时,我经常会意识到自己在一字不漏地说着书中的内容。虽然我讨厌陈词滥调,可事实上"自我训练"的基本方面可以很好地用于"自我帮助"的模式中。在某些方面,比如自助自立方面,可以看到很明显的优势,你自己可以对"自我训练"的模式进行一些调整。这也正好是我几年前就向大家推荐这本书的目的,从世界各地无数读者的反馈中,我知道我的目的已经达到了。

不论你是焦虑还是抑郁,"自我训练"都可以教你些必要的方法来解决问题。我们的思想,还有我们的身体,如果总是做有害的事情,肯定会受到损害,这也就是焦虑和抑郁产生的原因。这些坏习惯总是固定的、消极的、自我击溃的。而"自我训练"则教会你两件事:①如何摆脱那些破坏性的行为模式,使你自己的想法不再被歪曲,让自己轻易不被焦虑和抑郁打垮;②如何用自我信任来去除那些缺乏安全感的想法。要记住,正是因为对自己和生活不够信任,才为焦虑和抑郁埋下了伏笔。

依靠自己

显然,有私人教练(比如私人的治疗专家)是非常好的,但也别忘了"自我训练"所带来的显而易见的好处。首先,你只有自己可依靠。要么努力,要么放弃,要么有所改善,要么不了了之——这就是事物的本质。相信我,在面对焦虑和抑郁时,相信自己能治好自己是至关重要的。你越对自己的计划负责任,你就会越快地掌握自己的生活。要是还坚持认为依靠某个精神导师、逃避、吃药,甚至是看书就能解决问题的话,最终都是要失败的。因为除了你自己,没有人可以帮助你挣脱那些要毁了你的坏习惯。要是你还指望某人可以治愈你,关心照顾你,使你生活变得更好,那么,你就像小孩子一样,还没有完全成熟。而"自我训练"提升的就是你个人的成熟度和对自我的信任。

乍一看来,依靠自己来解决问题的这个提议令人生畏,特别是当你处在抑郁症的情况下就更是如此了。我非常了解你的这种担心,所以我会尽量考虑你的惯性因素。你有没有试过去推动一辆停着的车?你从车后用尽力气来推动它,直到感觉车有轻微的移动。然后你再加一点力来推,车就会走得快一点儿,推起来也容易一点儿。这就是在努力对抗惯性。静止的物体总是会抗拒运动(人、焦虑、抑郁也是如此)。最初的努力总是特别难,但随着恰当的鼓励、促进和指导,惯性最终会屈服于动力。动力就是要有所改变的美妙感觉——改变会变得越来越容易,总有一天,你会发现你已经不一样了。你会看到的。

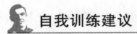 **自我训练建议**

内在经验——外在体验
学会从"自我"中走出来

在一天之中,时不时地倾听自己的"内心独白"。不论当时的想法如何,不要评价或批评,只是有意识地去关注自己的想法。

一旦你发现有好一段时间都沉浸在这些想法中时,看看自己是否可以从这些想法中转移开,转换成现实世界中的某项活动。可以是任何活动:听音乐,观赏花朵,或是绕大拇指。不管你做什么,全身心地投入。比如,如果是洗盘子,就全神贯注在这件事情上。感受滑腻的水,洗盘子时候发出的吱吱声,擦干时毛巾在湿盘子上拖拽的感觉。不要去想自己正在做什么,而是尽力去感受这一切。尽量从自己的思绪中走出来,去关注自己的体验。

这个练习是非常重要的前奏,可以最终保证你拥有打败破坏性思维的能力。

2　通过自我训练达到康复的 7 个原则

"自我训练"的治疗方法的精髓可以浓缩为 7 个基本原则。虽然在第 1 章里,你已经对这些方法有了一个总体印象,但现在,既然训练已经真正开始了,你就应该通过这些具体的原则来巩固自己的训练成果。这些原则很实用,每天都使用它们,就会收到很明显的效果。在进行训练之前,对这些原则有个直观感觉很重要。我建议你把这 7 个原则写在一张纸条上,放在钱包里。显然,只要一读这个纸条,你就会理解它并做出反应。一旦对这些原则在不经意间都能做出反应,你就可以进入第 2 部分了。第 2 部分指出了一些通过"自我训练"可以消除的问题。

原则 1：人人都会有不安全感

没有谁是在完美世界里,在完美的父母的呵护下长大的,所以人都是伴随着某种不安全感成长起来的。这无法避免。儿童对早期的创伤、心理挣扎、误解、失败等情况的应付能力很差,而且也不太清楚是怎么回事。当他们感觉到失控和受到伤害时,会诉诸任何能缓解焦虑情绪的方式:比如发脾气、嘶叫、闷闷不乐等。这些最原始的策略,可以让人不那么脆弱、易受伤害,情绪可以得到更多的控制。

经过一段时间,各种各样的缓压策略会逐渐地混合起来,成为个体所熟悉的个性特征,比如焦虑(见第 12 章,自寻烦恼的人),完美主义(见第 16 章,完美主义者),逃避(见第 14 章,乌龟型人格),被操纵(见第 15 章,变色龙),或者是敌意(见第 13 章,刺猬型人格)。虽然这些控制型的个性的初衷是为了保护自己,逃避不安全感,可达到的效果却相反:这些情绪为你后期的焦虑和抑郁播下了种子。本来只是为了逃避不安全感无意为之,最后却变成了习惯,完全改变了自己本来的个性,也降低了自己的生活质量。

当你发现自己头脑中充斥着害怕、疑惑和负面评价的念头时(比如想"我没法应付这些孩子"时或"为什么活着,生活究竟有什么盼头"的时候),你就要问问自己了:"我真是这样想呢,还是不安全感在作祟?"一旦意识到不安全感会不时地发出声音时,你就可以自己做出选择了:你可以不理会这些声音!要过上更成熟、自由和健康的生活,第一步就是要学会将不安全感的声音同健康的思维区别开来。

第 8 章介绍的"自我交谈"的技巧,将教你如何摆脱那些由于缺乏安全感而采取的原始的、孩子气的行为。缺乏安全感正是造成焦虑和抑郁的原因,而"自我交谈"却可以将这些不良情绪扼杀在摇篮里。

原则 2:思维先于感觉、焦虑和抑郁

一谈到焦虑和抑郁的感觉时,大多数人都认为自己是受害者:"她叫我怪胎,所以我很沮丧。要是换成你,难道会不难过吗?"或者他们会说"好吧,你现在让我觉得很心烦,满意了吧?"又或者是"你怎么那么晚都还没回家? 我都要担心死了。"这些受害者们觉得自己别无选择;因为总是有某人或者某事使他们烦恼、恐慌、心烦或是不开心。"做这么一份拼命的工作,我怎么可能不烦恼? 我别无选择!"

有时,焦虑的情绪来得既无规律可循,又无缘无故,你觉得自己好像被命运捉弄了:"我什么都没做啊;我只是开车去上班然后突然就觉得很恐慌。"如果你觉得自己就是个受害者,那没有什么办法可以改变你的感觉。

一旦你意识到思维先于感觉,就会明白自己并不是无能为力的。你可以做点什么改变自己的思维方式,你会发现自己的感觉好多了。"自我训练"可以教会你如何对自己的思维负责,改变你觉得自己是受害者的态度,特别是会改变你那些由于缺乏安全感而产生的想法。如果自己不试图改变,缺乏安全

感的状态会毁了你的生活或是控制你的生活。由于缺乏安全感而产生了想要掌控自己生活的行为,如焦虑、反思、完美主义等,你要学会向那些行为挑战,才有可能重新掌控自己的生活。

原则3:焦虑和抑郁是试图控制生活的错误尝试

当缺乏安全感时,你会觉得脆弱无助,焦虑和抑郁不过是一种绝望(徒劳)的尝试,希望自己可以重新掌控生活。可能你听过"应战或逃避"的危机反应。当人类面临危险时,我们都会本能地想要回击或者逃避。这是我们心理底线的一部分,在人类进化的漫长过程中,它是已知的、有效的生存策略。焦虑可以看成是攻击的某种表现形式,而抑郁则是逃避的某种表现形式。焦虑(攻击)是通过精力的消耗来达到掌控生活的目的,比如会出现烦恼、恐慌、沉思、预感、"如果……,怎么办"等。而抑郁(逃避)的表现则是精力的减少,比如出现独处、疲倦、逃避、不关心等诸如此类的行为。更糟糕的是,焦虑和抑郁不但不能解决问题,其本身就会带来很多问题。

把焦虑和抑郁当成是应对可见伤害的策略,其实是不正确的。与其把这样的情绪看作是应对策略,倒不如说是"控制"策略更准确。焦虑会调动你全身的期待值来迎接可见的碰撞。而抑郁则刚好相反,会通过逃避的方式来达到控制,比如在面对威胁时把自己关起来,退缩,甚至自杀。不管你的情况是焦虑还是抑郁,都不重要;因为不论你选择何种方式,都会输。你都会因为缺乏安全感,条件反射地做出短视的举动而使自己受到蒙蔽。

原则4:控制不过是幻象,并非解决问题的办法

缺乏安全感会让人觉得很脆弱。当你觉得脆弱的时候,想要有控制力是一种非常自然、有建设性的愿望。最初这样的愿望总是有建设性的,但是有控制的生活也总是会伴随着焦虑和抑郁。缺乏安全感是个无底洞:你越有控制力,就越希望自己有更多的控制力。你从来都不会觉得自己已经足够安全了。

你注定要去追赶面前那根"控制的胡萝卜"。在追赶的过程中,你越来越绝望,越来越生气,不禁发现焦虑和抑郁已经变成自己生活中的常态了。

事实上,生活是无法被掌控的。让大多数人感觉到困惑的是,控制的确能短暂地舒缓压力。如果你试图让生活通过你的操纵变得驯良可控,那你的确能感觉到宽慰——不过这也只是暂时的。当你陷入绝望时,这样暂时的宽慰也显得尤其重要。但是,如果你够诚实,就会知道,控制只不过是而且永远都是幻象而已。就好像是飓风眼一样,不过是错觉上的平静罢了。

如果生活只是眼前那根晃来晃去的胡萝卜,无法掌控,那么怎么来面对生活呢?答案就是要重建自信的感觉和信心,而不要想着去控制生活,要勇于面对生活,与生活和平共处。

原则5:缺乏安全感是一种习惯,任何一种习惯都是可以摆脱的

你并非生来就缺乏安全感,而是后天养成的。在面对早期的创伤、冲突、误解或者是失败时,儿童不能很好应对,产生不安全感也就不可避免。自我怀疑,没有信心这些破坏性的态度得以加强,就会变成习惯。要摆脱习惯很难,因为这就像肌肉一样,是通过了足够的锻炼,在力量之中成长起来的。

"自我训练"会教给你力量、技巧和愿望,让你摆脱缺乏安全感的习惯。从现在开始,你要相信,自己可以忘记那些已经学会的东西。对此要毫不怀疑:任何习惯都可以摆脱。你所需要的不过是一份计划、一点耐心和进行"自我训练"的决心而已。

原则6:健康的思维是选择的结果

你也许对这一原则还没有概念,至少现在还没有,但是你可以选择不让焦虑和抑郁影响你。或许你不能控制从头脑中冒出的那些想法,但你可以不用像木偶一样,被这些想法支配得团团转。比如,当你脑海中想着"我做不了,我肯定会失败"的时候,显然是缺乏安全感的。那么现在你就可以做决定了:是

要继续想"要是失败了怎么办？我该怎么收场？太恐怖了"，还是让这种不安全感就此打住？如果你意识到自己可以选择的话，你就可以坚持下去。你会告诉自己："这是我缺乏安全感时的声音，我不要听从这个声音。我决定不受这些想法的牵制。""自我交谈"的方法会非常清楚地教给你如何培养必要的能力来进行健康思维。

原则 7：好的教练就是好的激励者

这个世界上最好的教练肯定也是最好的激励者。技巧、技术和训练都可以使你取得成就，但若是缺乏恰当的激励，结局也必定令人失望。这一点在"自我训练"中尤其重要。如果你感到焦虑或者抑郁，那么缺乏安全感就占了上风（习惯的力量）。这就使得你的情绪健康处于严重的劣势，因为你缺乏安全感，经常就会觉得不快乐。为了扭转局面，培养健康的思想（习惯）来应对由于缺乏安全感而引起的对事物出现歪曲判断的局面，你必须勇于接受挑战。

你将学会忽视由不安全感所带来的阻力，用"自我训练"的方法来塑造最好的自己。打一场漂亮的仗需要两个必备因素：正确的态度和恰当的激励。态度有助于塑造正确的、积极的思维模式，激励则将这种"我能"的态度与精力充分融合起来。激励能够使你持续发力而且能走得长远。现在就开始转变态度，开始带着积极的肯定的心态对自己说："我能击败困难。"

自我训练建议

因为焦虑和抑郁极有可能让你困惑，失去方向，所以一定要把这 7 个原则记下来，写在小纸条上。

在感到压力和挣扎的时候，读一读纸条，也许会特别有用。这些原则会变成你成功的咒语，要经常阅读和重复这些原则。

第 2 部分

自我训练可以解决的问题

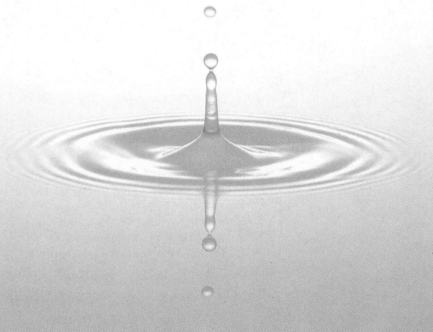

3 找到自己问题的根源

　　很多人都以为焦虑和抑郁是两个完全分离、不相干的问题，事实上并非如此。虽然焦虑和抑郁的体验没有太多相似之处，但实际上两者之间紧密相连。一旦你理解了它们之间的关系，就能更充分地理解自己面对的问题。

　　焦虑可以单独存在，抑郁也是如此。有时候，焦虑会导致抑郁，或者抑郁的时候也会混杂着焦虑。我就有这样的病人，一会儿发疯般的焦虑，接着又会把自己锁起来，陷入深深的抑郁之中。这些病人心中充满了烦恼、自我怀疑、反思、不安全感、害怕、冷漠和疲惫。我们不禁要再提出这个问题：这些看似不同的体验为什么有这么多相同之处？在试图解释他们的明显不同之前，我先举个例子。请看以下这幅图片。你看到了什么？一个花瓶还是两张脸？如果你看到的是花瓶，再看能否找到两张脸，反之亦然。

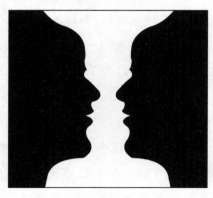

图 2

　　这张插图阐明了心理学家们常提到的轮廓和背景的关系问题。最先看到的是什么，即什么最显眼，就是你所看到的轮廓。而背景则是除开轮廓以外的其余部分（不管是花瓶还是脸）。如果你先看到花瓶，那么你很有可能没看到背景中的两张脸。现在再看看这幅图片。试着找出花瓶,然后再试着找出两张脸。注意体会每次先看到的部分和似乎隐去的背景的不同感受。

如果你处在焦虑中,那么焦虑就是最显眼的东西,是你看到的。你可能从来没想过抑郁只不过是你所面对的困难的一个背景而已,不过就是整幅图片中的一部分。另外,如果抑郁是你看到的最显眼的部分,它的后面可能隐藏着焦虑。为什么呢?因为焦虑和抑郁都来源于同样的背景,即缺乏安全感。这是两种不同的策略,都是为了保护你不受伤害。焦虑是通过消耗精力来达到这一目的,而抑郁则是停止做出努力的行为。

肯,是一名40多岁的律师,在接手了一起重要的庭审案件几天之后,就出现了焦虑和抑郁的综合症状。经过两个星期的痛苦煎熬之后,肯急切地想知道接下来该怎么办。每天早晨,他都会因为颤抖和紧张而惊醒。"我的皮肤摸起来疙疙瘩瘩。我觉得无比忧虑和恐慌,恐慌过后立刻又是非常低落的情绪。真的是很低落的感觉!我开始变得不愿出门,于是又回去睡觉。我只想自己一个人待着。"

在职场上,肯一直都在等待着这样突破性的机遇。现在,他终于可以站在聚光灯下了。但过去存在的不安全感开始渗透出来,本来应该是生命中难得的挑战机会,现在却变成了毁灭他生活的灾难。最开始是对自己的能力不停地怀疑,而后又很快陷入到犹如捅了马蜂窝般的恐慌中,禁不住想"要是……怎么办"。在面对缺乏安全感的情形时,肯认定是危险的,所以为了掌控局面,焦虑和抑郁就成了他最后的战壕。

焦虑和抑郁的表现实际上是为了控制局面,这样的说法乍一听很奇怪,但是肯的反应很清楚地说明了这一点。如果不能离开家,那么他就可以推掉这个案子(很不幸的是,事情后来演变成了这样),一旦他推掉了这个案子,就不会再有失控的危险了。因为肯的确推掉了这个案子,因此就排除了任何在公共场合可能出现尴尬的可能(这样的尴尬,在肯看来就是一种失控),我们可以看到,肯的焦虑和抑郁事实上的确保护了他,将他从恐惧中解脱出来。但案子结束了,肯的焦虑却没有结束。他甚至比以前更沮丧了,所以到我这里来就诊。

🧠 自我训练的回顾

如果你让不安全的感觉控制了你的生活,那么你就别再指望有生活可言了。

不论你是焦虑、抑郁,还是二者兼而有之,你就和肯一样,只想尽快从觉得有威胁的情形中解脱出来,重新回归到安全中来。然而,从今天开始,你没有必要再依靠那些悲观的、无效的、毁灭性的方式了。"自我训练"会教你如何掌控自己的问题,会让你学会如何在生活中避免这些问题。

误导的帮手

你如何看待这个世界,如何解读自己的经历,甚至你的生活哲学都造就了你独特的背景。就好像是山间奔流的小溪,水中倒映着途经之处的风景:岩石、高地、树林。你的背景、经历,不论是积极的还是消极的,都会塑造乃至决定你的心理进程。儿童时期所经历的拒绝、创伤、家庭不和、忽略或是父母离异都有可能导致对今后的生活产生焦虑和抑郁。对这样的孩子来说,他们从来都没有安全感。相反,如果一个孩子在其成长过程中能享受到家人和朋友的关爱以及拥抱,很少遭遇不幸,那么他很容易在今后的生活中喜欢社交所带来的刺激和冒险的感觉。对这样有安全感的小孩而言,没有翻越不了的高山。同样的世界,不同的人却有不同的解读。

早年的伤害,不论是来自于生理上的(比如意外、疾病、他人的敌意等),还是心理上的(比如拒绝、沮丧、家庭破裂、父母的忽略或是虐待等),都不可避免。这些伤害是使精神上产生不安全感的根源,在思维和感知上就出现了毁灭性的模式。随着时间的推移,这些缺乏安全感的模式会消耗你心理上的能量,使你感觉失控,容易出现情绪上的问题。一旦你发现自己在生活中苦苦挣扎,为了能对眼见的失控局面有所控制,自然就会产生焦虑和抑郁,虽然这样的方式不过是误导自己罢了。

就防御机制而言,焦虑和抑郁也许是危险的,但是一旦你的生活失去平衡,又没有什么更好的解决办法时,那么,任何能躲避风暴的港湾都会是你的首选。如果你正承受焦虑和抑郁,那说明你能用的办法都用尽了,但现在,"自我训练"是另一个可以用的好办法。

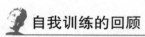 **自我训练的回顾**

生活本身不会产生焦虑和抑郁,它们都是你自己想出来的。

压力:在旁观者看来

如果手碰到热炉子,自然会因为疼痛而收回来。同样的,在面对压力时,出现的焦虑和抑郁就好像是自然地反弹,并不是用防御机制来消除不安全感。如果生活曾带给你伤痛的体验,那么,真的是生活(就像那个热炉子一样)让你产生了焦虑和抑郁吗?难道创伤让每个人都有受创的感觉吗?有时的确如此,但并不总是这样。大多数人都会遇到美国国内税务局所定义的创伤指数的情形,但也不是人人都会出现同样的反应。就好像在面对车祸和失业时,不同的人也会有不一样的反应。就算你过去已经习惯于做出快速的习惯性的反应,但"自我训练"的方法也会使你认识到,生活并不是热炉子,采取毁灭性的情绪并不是自动反应。要是你觉得自己成了焦虑和抑郁的受害者,从下面汤姆的故事中,也许你能得到点启发:

汤姆是一位中年人,一个月前由于工业事故失去了一只手。他是前来做婚姻咨询的。有几次,我们在一起讨论的是如何应对他在妻子面前的挫败感的问题。当时汤姆并没有提到自己所遭遇的事故,我觉得他有可能是想否认或者逃避自己的悲剧。于是我问他对自己失去一只手这件事怎么看,他回答说:"没什么关系啊,我还有另一只手呢!"事后证明,他不是在开玩笑。过了几个月,治疗过程显示出失去一只手的确对他的婚姻生活影响很小。正如你所怀疑的那样,在面对产生如此创伤的失控的局面前,汤姆真的是个例外。与汤姆相反的是,有个病人却因为自己磨牙而患上抑郁症。

汤姆是个活生生的例子,说明是否会出现创伤,在很大程度上取决于你如何看待(不管你承认与否)生活中所发生的一切,而不是真的发生了什么。诚然,汤姆的例子比较极端,大多数人在失去一只手时,肯定会有深深的创伤。但是一定要记住,并不是发生了什么事情会给你带来创伤,而是你如何解读所发生的事情才会给你带来创伤。除了你之外,没有人能判断什么是好,什么是坏,是朋友还是敌人,危险还是安全,困难重重还是一击即溃。

焦虑和抑郁是自己的选择

别搞错了,焦虑和抑郁,不管是轻度的还是严重的,都会降低你的生活质量。很多人在面对困境时,会耸耸肩,把这看成是不可避免的。他们会说:"既然事情已经这样了,何必去多想呢?"而有些人则会疯狂地找寻解决办法,以期能掌控生活:"要是我能拥有那份工作(汽车、升职、男朋友、学位、房子),我肯定会感觉好得多。"还有些人则什么也不做,只是被动地想适应现状。但是在面对生活中的沮丧和折磨时,这些人能调试好吗? 也许你意识到,自己现有的解决办法并不多,那么你会怎么做?

去选择那些有效的话语,我来说明这是什么意思。

一旦出现缺乏安全感的情况,那么这样的心理不仅会控制你对世界的看法,也会控制你对自身的看法。对我们而言,找出自己的问题并不困难,比如,你可能会开始意识到自己是个紧张的人,或者是个喜怒无常的人,或者是个急躁的人,或者认为自己不能胜任。每次有病人对我说"我很沮丧"时,我立刻就会说:"不,你并不沮丧,这只是你的某种感觉。你和你的沮丧不能画等号。"要把你和你的症状区分开来,这种简单的区分可以使你意识到自己并非毫无选择。如果你陷入盲目的心理挣扎的旋涡之中,不大可能会想到其实抑郁、焦虑和恐慌是侵害自己健康天性的不速之客。自己好像不大可能从挣扎中脱离出来,实则不然。露西在我的网站上留的帖子就能很好地说明了这种困惑:

> 我陷入自己脑海中的絮语无法自拔。我总是告诉自己不要焦

虑，可头脑中的声音却不断对我说："现在没什么理由平静和快乐"，"要是有什么可怕的事情发生该怎么办?"我总是试图告诉自己这些想法有多可笑，但这些声音就是挥之不去。焦虑的状态看起来是那么真实，忽略了它的存在让我不知自己是否活在幻象中。

既然焦虑在我的脑海中的感觉那么实在，要是不听从这样的声音似乎就太不负责任了。我就好像是在一门心思地毁掉自己的平静和幸福！这样有意义吗？我对自己的焦虑是如此着迷，以至于我每天的生活要正常运转都已经变得困难起来。

我的回复是：

不是的，你并没有一门心思地摧毁自己的幸福，摧毁你幸福的是你焦虑和担心的习惯！你对焦虑的思维已经很认同了，现在很难将健康与不健康的思维方式分开。就像我多年前戒烟的时候一样，因为已经养成了抽烟的习惯，要完全戒掉很困难，当时脑海中出现了很多疯狂的想法，今天想起来都觉得不好意思。我还真的问过我的妻子活着有什么意义。我当时并不是沮丧或是想自杀，绝对不是;我只是很困惑，因为我觉得人生的乐趣都是来源于我抽烟的习惯。我的这个习惯支配着我的感知、恐惧，甚至我这个人，而现在戒烟却让我完全失去了方向。这就是说，一旦你认可某个习惯时，就会出现像我那样对未来失去判断力的情形，不管这个习惯是抽烟、不快乐、焦虑还是抑郁，都是一样的。

因为这样的困惑总是与焦虑和抑郁联系在一起的，所以我开发出了"自我交谈"的技巧，来帮助他人摆脱由于缺乏安全感而对世界产生曲解的状况。一旦你意识到自己和自己的挣扎之间的区别时，真相就显而易见了。那么，就用"自我交谈"的方法吧，这就是你寻求平静和快乐的方法。

很有可能你会意识到，自己可以选择不再焦虑和沮丧。就好像是小狗感觉到自己的愿望被拴着它的链子给压抑了一样，你的思维也使你变得沮丧，从而接受了悲伤的生活方式。"自我训练"会教你，你还有别的选择。不论缺乏安全感的习惯困扰了你多久，一旦你学会用更成熟和负责任的思考方式来取代缺乏自信的、条件反射式的思维模式,焦虑和抑郁就再也不能污染你的生活了。

"我,用不同的方式思维!"听起来不可能是吗?就像我的女儿劳拉在八年级参加田径队时打算跑1英里的感觉一样。头几次,我和她一起出去慢跑,没跑多远,她觉得体侧疼痛,我们只好停下来走。她觉得很泄气,问我她是否可以跑完1英里。我安慰她,并解释说明恰当的训练的重要性,同时也希望她明白,身体被迫进入极度疲累的状态时,疼痛只不过是身体的自然反应而已。为了能跑下这1英里,她必须要训练身体去做那些最初感觉不适的事情。

她开始训练了。我们仔细分析她的情况,在短短几周内,她就能以不错的状态轻松跑下这1英里了。为了能取得更好的成绩,她还要在耐力和速度这两方面加强训练。根据我自己跑马拉松的经历,我们制订了一套训练计划,计划中增加了更长距离的练习、山地跑练习,以及一些速度练习。通过这些训练,我们看到她的身体状况正渐入佳境,而几周前看起来似乎还不可能达到这样的状态。第一场径赛临近时,她非常紧张,但是她已训练有素,充分做好准备了。那天比赛上赢得的奖杯至今仍骄傲地展示在她的书架上。

"自我训练"的计划也会为你提供取胜的方案。最初的时候,做一些和之前不同的事情的确会让人感觉不自在。"什么,你要我采取更信任的态度?我一直就是这样多疑的啊!"然而,你个人,包括你的想象,以及你所肯定的一切只是一种习惯,这个习惯不过是反映了你人生体验的一个总和而已。根据"自我训练"的理论,你已经养成的习惯,现在就要受到挑战,从头来过,要用更健康的思维方式来取代以往的。

精神类疾病的患者的自我认知都是在早期的发展阶段形成的。这也就可以解释为什么焦虑和抑郁总是在表现形式上显得这么原始和孩子气了。我们来看看埃里克感到害怕的这个例子:

> 我都快把自己逼疯了。我每天所做的事就是焦虑。比如有人感冒了,我就会害怕自己也传染上;要是听说某个名人得了癌症,我又开始担心了;我还担心老板会挑剔我的工作。我不想变得歇斯底里,不想觉得自己很脆弱,内心充满恐惧。我只想能安全一点儿。世界

对我而言不过是个巨大而丑陋的场所,而我一点儿也不适合这个地方。我觉得这个世界好像要将我吞下,咀嚼后又吐出。而我不过是个小孩子而已。要是我妻子听到我的这番话,一定吓死了。所以我从来不在她面前流露出我的害怕,她还觉得我挺正常。可事实上,我一点都不正常!

小时候,我得了严重的肾病,整整一个三年级都没法上学,待在家里。病好了以后,妈妈还是很担心我。她绝不会让什么人伤害我半根毫毛。在小组活动中,妈妈也可能会跟在我身后大声提醒,结果搞砸我们的游戏。有一次,学校里的一个地痞扬言要揍我,妈妈就要求对方甚至其父母做出书面的道歉,她居然还真如愿了!我得承认,自己是受到了过分的保护,但是我因此也就不用担心什么。我也知道这样是病态的,可我就是渴望那种安全感。在这个世界上没有什么可担心的是一件多么棒的事情啊!

有时候,当事情真的令人苦恼不堪时,我陷入了恐慌之中,结果我居然发现自己在吮吸大拇指!我从来没有跟别人提起过这件事。要承认这件事情让我觉得很难过,现在就有一种想哭的感觉。我觉得自己好像没有真正意义上地成长过。

埃里克就是我们所说的"孩子气的成年人",是成年人,却从未成长过。

看看你自己焦虑和抑郁时候的表情。你的行为举止有多孩子气?这样的孩子气是你在很早以前就有的了。虽然现在你已经长大了,在很多方面都有了改变,但缺乏安全感却始终没有什么变化。你今日看问题的方式仍然和多年前一样粗糙简单和歪曲事实。因为你习惯了与这不合时宜的不安全感共存,从来没有想过要挑战它或者改变它。你在生活中别无选择,所以紧抱着这不安全的感觉不肯撒手。变得神经质虽然并不舒服,但却很自然。

由于想掌控和缺乏安全感的习惯是根深蒂固的,所以一时也很难根除掉,那么,如果真的做了些改变又会出现什么情况呢?真正的情况就是:太棒了。因为此时你已经拥有了秘密武器:真相。这么做真的很容易。焦虑和抑郁不是以事实为基础的,而是由于错误和歪曲的认知而产生了捏造的事实,而不是真相。比如会有这样的感觉:"没人爱我","我不会成功",或是"我是个失败者",让人感觉这就是事实一样(就好像是要咬下某个反对者的头一样)。但如果你希望从焦虑和抑郁中解脱出来,就必须要摆脱这种使你产生不安全感的原动力。你要用事实来取代孩童时期看世界的想象,就好像是用釜底抽薪的办法一样。在你心目中,可能有上千个歪曲的理由来憎恨自己或是自己的生活,但真相只有一个:你并没有错,从来都没错过。

了解生活的真相,在真相中生活,这就是"自我训练"的主要目标。刚开始可能看起来挺不自然,但请相信我:在真相中生活的生活方式很快就会取代过去令人筋疲力尽、破坏性的习惯和感知方式。你会发现目前这种有效的生活方式再自然不过了,是舒适之极的体验。还有怀疑吗?我向你保证,在我所有合作过的病人中,一旦他们改掉过去缺乏安全感的、孩子气的思维方式,而代之以成熟的生活方式,还没有谁想再回到过去的老路上。

排除生理因素

接下来的两章会从细节上讨论焦虑和抑郁,但在讨论之前,我必须提醒大家注意一点:虽然大多数的问题都是由于心理原因所产生的,但有些焦虑和抑郁也有可能是因为生理的原因而被激发出来。包括急性类的疾病、甲状腺功能减退、低血糖、内分泌紊乱、心血管类的疾病、呼吸类的疾病、新陈代谢类的疾病、神经学类的疾病、病毒性的感染、疲劳、药物反应、过量服用酒精、咖啡因和其他药物等因素。

在开始这个自我帮助的计划之前,你应先排除由于生理原因而引起焦虑和抑郁的可能性。最简单的判断方法就是看看自己的症状是否伴随着歪曲的、负面的思维模式,最近有无创伤、失败或者是长期的紧张性刺激。如果没有上述情况,很有可能你的问题是由于生理原因引起的,那么你应当去看内科医生。如果有任何怀疑,一定要安排一次全面的体检。

自我训练建议

在学习接下来的两章中关于焦虑和抑郁的内容之前,花几分钟的时间来审视一下最困扰你的行为方式和感觉。判断一下你为之挣扎的事情是否源于焦虑或者抑郁,又或者是二者兼有。记住这个简单的指导原则,焦虑是一种过分释放精神能量的防御方式,而抑郁是一种能量压抑的防御机制。你应制作一张如下所示的表格。在读完接下来的两章后,再看看你凭直觉的感知有多准确。

描述令人烦恼的想法或举动	抑郁	焦虑	二者兼而有之
1. 我觉得自己整天都闷闷不乐。为什么她要那样对我?	√		
2. 昨晚我一整夜都没睡着。也许他真的不爱我。我该怎么办? 我真是个失败者。			√
3. 真不敢相信我竟然对他说了那样的话! 我怎么了? 要是他把我的话当真了怎么办? 要是他告诉别人怎么办……		√	

 自我训练建议

后续

在你将表格填写完之后,回头看看让你烦恼的行为,是否有什么孩子气倾向的苗头出现。这种识别将会在你"自我训练"的计划中起到至关重要的作用。

4 抑郁症

如果你说自己觉得很抑郁,相信人人都知道你在说什么。感觉到沮丧、痛苦、消极、受打击或是觉得自身无价值,这些都是我们通常说的抑郁症的症状。当然,我们都不时地会出现上述的情况。因为人会感觉抑郁是非常正常的,也是不可回避的。但抑郁和临床诊断上所说的抑郁症并不是一回事。

从传统来说,临床上的抑郁症应该符合由美国心理协会出版的《症断和统计手册》中所描述的特定的、临床上的各种标准。绝不是什么想象的或者是"想当然"的情况,临床上的抑郁症是全面的问题,有其生物、化学和情感上的基础。伴随着以下症状,如:悲伤、哭泣、疲倦、胃口不佳、性欲减退、焦虑、害怕、过分关注困难、无助感等,显然,如果对抑郁症置之不理,后果会很严重。然而,不管临床上的抑郁症有多严重,人们还是常常对此置之不理。

之所以会出现这样的情况,通常是因为有的人会认为得了"抑郁症"是件丢脸的事情。之所以会觉得困窘和丢脸是因为他们觉得自己没法应付或是觉得自己太脆弱。他们会说:"我本来是可以应付的",或是"我没有理由得抑郁症啊,如果再过一段时间,我一定可以解脱出来。"然而,对另外一些人来说,因为他们将抑郁症看成是生活中不可避免的一部分,所以就干脆忽略它。我们来看看患上忧郁症的佩吉的例子,她是一位 34 岁的全职主妇,有 3 个孩子。因为她日常活动一切正常,所以并没有意识到自己需要帮助:

> 我有好长一段时间都觉得生活很无聊。最初我想可能是因为每天都一成不变的缘故:起床、叫孩子起床去上学、打扫、购物、煮饭、家务。日复一日,一成不变。最近,我觉得更疲倦了,好像支撑不住了。我没有多想这个问题,我只是觉得自己别无选择。我觉得活着是一

种负担，唉，这就是生活吧！觉得我很可笑吗，但是佩吉·李的那首老歌的歌词不停地在我脑海里盘旋："就这样了吗？就这么多了吗？"我觉得可能事情不仅仅是可笑这么简单了。

最近，我哭了好几次，就是觉得情绪很低落。我意识到了自己的哭泣。在丈夫和孩子面前我尽量不表现出来，但最近好像不太做得到了，特别是和丈夫在一块儿的时候。对性我也没一点儿兴趣。过去喜欢的事情比如读书、出去吃饭、和朋友聊天等，现在也觉得挺费神。我就想一个人待着，但又不可能。我觉得自己显得越来越疏离了。还有一件最让我感到害怕的事情就是，甚至孩子们也不能给我的生活带来一丝欢乐了。一想到这里我就觉得生不如死！

佩吉显然是得了忧郁症，是吗？对她来讲还不那么明显。经过六个月的痛苦煎熬她才意识到这一点。忧郁症经常被忽略的另外一个原因是我们对自己低落的情绪，也就是所说的抑郁的习惯总是很容易适应。开始觉得很自然——很不幸，但是很自然。就好像是戴上墨镜后没多久，视觉就适应了变暗的状况。最初，佩吉觉得自己不过是那些缺乏效率的人中间的一员而已。这种歪曲的、充满羞耻感的自我认知又足以强化她本来就强大的不安全感，最终导致了临床上所说的抑郁症。

我的抑郁程度到底有多严重？

当佩吉前来咨询时，她的身体机能已经受到了相当程度的损害。出于对家庭强烈的责任感，她急切地期望可以通过抗抑郁的药物治疗来解决自己的问题。开始服药一个月以后，佩吉觉得自己更宽容和乐观了。她的身体机能在很大程度上得到了提高，整体效率也得到了巨大改善。

佩吉感觉到压力小了一些，她由于缺乏安全感而引起的病情也能通过咨询最终得以控制。她了解到是自己放任自己成了环境的受害者。被彻底控制，失控，缺乏安全感，不了解自己真正的需要，最后不得不屈服于环境。她也了解到自己一旦屈服,就不可避免地会感觉到沮丧。她觉得自己无望地深陷其中,却不知道自己也是可以做出抉择的。她迈向健康的第一步就是意识到自己事实上是患了抑郁症,需要他人的帮助。用"自我训练"的方法,再加上药物治疗舒缓了她的压力,很快她就能做出健康的抉择了。

就像佩吉一样,你需要精确地评估自己的抑郁程度到底有多严重。如果你的身体机能正逐渐恶化,想法越来越灰暗,自己好像被完全控制了,那你就应该考虑用药物进行治疗。反之,如果你觉得能把握自己和安排自己的生活,就算生活中有轻微的甚至一定程度的抑郁(只要是在你可控的范围之内),那么可以肯定的是,你需要的可能就是一套自我调节的计划,来扭转身体中不适的局面。

因为抑郁症可能会发展成为严重的、威胁到你生活的状态,那么下面我们就一起来做一个自我检测,来评估一下你是否正陷入临床上所说的抑郁症状态。在下面的症状中,要是有任何症状持续两周以上就在旁勾画出来:

- 我一天中的大多数时候,甚至一整天都觉得抑郁、悲伤,或者易怒。
- 以前觉得有兴趣的事情现在也提不起兴趣了。
- 我发现自己胃口变弱了或是增加了,体重也有改变。
- 我睡得要么过多,要么过少。
- 我总是觉得疲惫不堪。
- 大多数时候我觉得自己没用或是有强烈的负罪感。
- 我不像过去那么容易集中精力了,而且还很难下决心。
- 在身体上,我觉得焦躁不安或是反应迟缓。
- 我经常想到死亡,甚至想到过或是尝试过自杀。

如果上述症状你有 4 项或少于 4 项,那你可能正面临轻微的抑郁症(假设你并无自杀倾向)。但是,要记住,即便是轻微的抑郁症也应引起关注。比如,由于心情低落而造成的身体机能失调,就是轻度抑郁症显著的、令人困扰的表现形式,可能会持续好几年,会让人长期感觉悲伤或无助。还有另外一种不易被人察觉的轻度抑郁症叫做非典型性抑郁症,它很难确定,因为你可能今天心情好,明天又情绪低落。使用"自我训练"的方法或是将"自我训练"的方法与咨询结合起来都能对这些痛苦的状况起到明显的缓解作用。在某些病例中,抗抑郁的药物治疗也可能挺管用。如果你选择了"自我训练"的方法,要周期性地做这个自我测验以确保自己的抑郁症在真正地得到缓解。

如果你出现了 5 个甚至更多的上述症状,那么你现在可能正处于显著的抑郁阶段,得去看精神健康类的专业医师或是内科医生。如果你有自杀的念头或是产生幻象,那就要采用药物治疗的方法了。

如果你产生了自杀的想法,觉得自己已经失控,应该立刻向健康关怀的专业人士求助。千万别犹豫。如果你不知道该打给谁,去最近的医院的急症室或是拨打 120。

阻止抑郁症的发展

没人知道抑郁症产生的确切原因。但其共同点是:有些因素是造成抑郁症或是让人出现抑郁症状的导火索。以下 5 个因素可能会与产生抑郁症有关:

①身体疾病与抑郁症有关。糖尿病、甲状腺功能异常(甲亢)、癌症、慢性充血性心力衰竭、帕金森病,以及一些慢性的、不可治愈的痛苦的疾病(脊髓损伤、获得性免疫缺陷综合征、艾滋病等),或者甚至仅仅是简单的病毒都有可能让你变得抑郁。由于许多内科的症状都可能导致抑郁症,所以如果你担心抑郁是身体状况所造成的,那么一定要去做全面体检。

②药物治疗、非处方药和非法药品都有副作用,与产生抑郁症有关。处方类药物(包括高血压药物治疗、镇静镇痛类药物、类骨醇、可待因(译者注:一种生物碱麻醉剂,从鸦片或吗啡中提取并用于感冒抑制剂、止痛药和催眠药)、酒精和其他的药物中毒,以及戒酒戒毒等都可能会造成抑郁。如果你感觉抑郁是由于你现在正在服用的药物所致,应立刻去看内科医生。

③家族病史也可能会引发抑郁症。同胞兄弟姐妹、父母或其他近亲有抑郁症病史的,自己患病的概率会高于普通情况的 1.5~3 倍。将这一信息的重

要性告知你的亲属,请他们坦白告诉你是否有此病史。

④环境压力也可能造成抑郁症。如死亡、离异、重要关系的破裂、失业等损失以及贫困、危险、怀疑等困难的生活境遇都会给人带来相当程度的压力,因而会激发抑郁症。一些最新的研究表明:压力(不论是来自环境的还是来自社会的)的确会改变大脑神经细胞的形状、大小以及数量。要记住,并不是压力影响了你,而是我们如何解读和应对生活中的压力影响了你("自我训练"会告诉你如何去做)。

⑤心理因素也会影响到抑郁症。大多数抑郁症都是由于压力或焦虑而引发的。研究表明,童年时期的经历为后期的敏感甚至抑郁创造了条件。简单点说,就是缺乏安全感为歪曲的、负面的思维创造了条件。正是缺乏安全感的思维方式使你的抑郁找到了支撑点。抑郁症是非常显著的循环问题。80%曾经在某个时期患过抑郁症的人会再犯,除非这些人能改掉歪曲的思维习惯,因为正是这个思维习惯使得抑郁症得以产生和持续("自我训练"可以帮助你改掉这个习惯)。

自我训练的回顾

除非你克服不安全感,改掉负面思考的思维方式,不然你还是非常容易得抑郁症,或是重新再得抑郁症。

自然的抑郁和破坏性的抑郁

正如你所看到的,抑郁症可以表现出很多面,是许多困惑的来源。"自我训练"的方法可以有助于简化问题。我们在此只用两个宽泛的概念来将抑郁分类:自然的抑郁和破坏性的抑郁。我们也提出第三类,但这一类不过是表明抑郁症从自然的状态发展到破坏性的状态而已。

自然的抑郁　自然的抑郁症是人在面对损失、沮丧和悲剧的时候做出的相应反应,随着时间的消失而消散。比如,至爱的死亡,肯定会带来轻微的抑郁症,会伴随有极度的悲伤、失眠、胃口不佳、无法集中精力、身体不适等症状。

这些症状都让人很痛苦,但它们都是在悲伤情况下出现的正常和可预见的那一部分反应,所以我不会建议悲伤的人去寻求治疗方法。

如果你的反应是在面对压力或创伤性的生活时所做出的持续的相应的反应,那么抑郁可以看成是防卫机制,随着时间的流逝会自行消失。

破坏性的抑郁   创伤或是有压力的事情,可能会造成破坏性的抑郁症,而且又由于缺乏安全感而产生的破坏性的思维方式,使得这样的抑郁症变得严重并持续下去。因为你的思维会改变大脑的化学反应,所以破坏性的抑郁症就很容易会恶化成临床上所说的抑郁症。在接下来的章节里,你会了解为什么说抑郁对于你要掌控的人生而言是没有什么用的。

自然的/破坏性的抑郁的综合   如果因为缺乏安全感使自然的抑郁得以恶化,那就会出现破坏性的抑郁。以成为寡妇的人为例,如果她的不安全感使她产生了和悲伤无关的症状,比如内疚、觉得自己无用、长时期的身体机能受损,或是产生自杀的想法,那么我们就可以断定她正在从自然的抑郁过渡到破坏性的抑郁。

相对而言,我的抑郁程度到底有多严重

要评估抑郁症,除了要评定你的情绪之外,我们还要评估你行为上的改变。比如,轻度的抑郁症,可能会表现出对工作缺乏兴趣:"我没法解释是怎么回事,我只是不再有想工作的愿望。"而同样的情况,中等程度的抑郁则可能会使你逃避工作,经常请病假,或是无故地取消工作。在中等程度的抑郁状态下,一些身体机能受到了损害。如果是严重的抑郁症,身体机能就会受到相当程度的损害。同样的例子,严重的抑郁症患者不仅不能工作,就连日常生活中的简单任务比如打扫、交际或者甚至吃饭都不能完成。严重的抑郁症从情感上和身体机能上来说都是很严重的问题。

如果你因为病毒发烧到 38 ℃,你不大可能会像烧到 40 ℃那样担心。与抑郁症相关的另外一个普遍问题就是要尽量客观地判断自己的抑郁程度。因为没有可以测量抑郁程度的温度计,我就用严重程度的序列表来帮助你更形

象地看清自己抑郁的程度。当你从左到右沿着这个序列表前进时,要留意抑郁的症状是累计的——也就是说,中等程度的抑郁症可能包括了任何一种或者所有的轻度抑郁症的症状,而且严重的抑郁症可能包括任何一种或者所有的中度和轻度的抑郁症的症状。看看以下的列表,评估一下你自己的抑郁症处在哪个点上:

抑郁症:严重程度表

1   2   3   4   5   6   7   8   9   10

轻　　度	中　　度	严　　重
情绪低落,冷漠,无精打采,表现下降,兴趣削减,自发性降低,感觉"低潮",时不时感觉抑郁,身体机能紧张但大部分还未受损	所有轻度的症状被强化,偶尔会大哭,烦恼,整体机能轻度受损,疲倦,焦虑,社交出现障碍,可能出现食欲紊乱、睡眠障碍或睡眠过度,很难集中注意力和记忆,性欲减退,大多数时候觉得沮丧,偶尔伴有一段时间的心烦意乱,对疾病敏感,对挫败感容忍程度低,觉得没有希望	所有轻度和中度症状的强化,身体机能处于最低限度或已完全停止运作,会想到自杀,一直都很沮丧

不是很抑郁的抑郁

心情不好就是抑郁的表现吗?我们都不时地会感觉到自己情绪低落——并不是很严重,也没什么大不了的,只是觉得自己处于低潮期。这样的时候很短暂,也容易变化,所以心情不好不能算是抑郁症。虽然令人不愉快,但并不严重。

自我训练的回顾

对于沮丧或焦虑的情绪而言,吃点高热量的食物是最好的,但别吃得太多太快!

相反,破坏性的抑郁症习惯性地侵蚀你身体机能所需的能量,想以此来应对不安全感。关键词是"习惯"。情绪只是偶发现象,是轻微的小摩擦,并非逐渐形成的习惯。

那么我又怎么判断,自己一个小时之前为论文而忙得焦头烂额又热得苦不堪言时的沮丧心情,是不是抑郁症呢?我知道这肯定不是,因为这种情绪会及时消失。如果你还不确信,就等等看。如果几天之后,情绪并没有改善的话,那你就要怀疑是抑郁症了。

药物治疗怎么样?

正如前文中谈到的一样,临床上的抑郁症可能会对你正常的、每天的身体机能造成主要的影响。任何严重的抑郁症,都可能需要使用抗抑郁的药物。鉴于选择性重摄取抑制剂(SSRI)的副作用低,可以作为有效、安全、不致上瘾的药物干预,对此可以放心选择。然而,单凭药物并不是治疗疾病的有效方式。对中度和重度的抑郁症而言,证明最有效的办法还是将药物与咨询相结合。要记住,只有把产生抑郁的观念和缺乏安全感的想法都消除了才能消除抑郁,否则再次复发的可能性是非常高的。

对许多人来说,服用抗抑郁的药物让他们产生很多消极的想法:"如果我需要服药的话,那么是不是说明我真的挺糟糕的了?""服药——我病得这么重了吗?"很不幸,任何人(并不只有你)在面对相当的压力、焦虑或抑郁的症状时,其天生的生物化学平衡都会受到干扰。当大脑中的化学复合胺、多巴胺和去甲肾上腺素,也就是我们所说的神经传递素有所损耗的时候,我们的情绪都会很敏感地觉察到。抗抑郁的药物可以恢复这些生物化学的损耗。要靠服药才能让自己好受,听起来好像不太自然,但是换个角度想:抗抑郁的药物并不会使你兴奋或是掩盖你的抑郁症。其作用不过是使你可以重建更自然的平衡罢了。一旦你在身体上得到了加强,你所做的努力也会更有效,不管这样的努力是"自我训练",还是将"自我训练"与"专业咨询"相结合。将抗抑郁的药物看成是"治疗的促进剂"，它可以使你通过"自我训练"达到最终订立的目标。

要是你仅仅出现上述症状中的少数几项，或是偶尔有这样的感觉，你还算是抑郁症吗？还需要服药吗？如果你的身体机能运转正常，能够自我控制情绪，那么你可能只是轻度的抑郁症，不一定需要药物，但必须做出改变。"自我训练"会教你如何在生活中远离不安全感，从而阻止抑郁产生的心理因素和身体中化学成分的流失。只要堵住漏洞，身体自然也就可以恢复储存量。

用"自我训练"的方法来对抗抑郁症，你需要：

• 初步了解生活中是什么事情使你养成了抑郁的习惯。

• 伴随以渐进的训练计划。

• 有坚持训练的能力（取决于抑郁症的强度）。

如果你能达到这三个目标，那么应该可以击败抑郁症。

抑郁症的类型

前面我提到过，我们之所以会忽略抑郁症，一个原因就是我们对自己变差的心情有适应力，另外一个原因就是无知。抑郁症（特别是轻度和中度的）可能很有欺骗性，容易被人误解，或是容易以其他的托词出现："我只是觉得无聊"，"让我一个人单独待会儿"，"我只是想待在床上"，"我很累"，或者是"没什么不对劲的，我只是不高兴"。以下关于常见抑郁症的目录可以进一步帮助你了解抑郁症的多重表现形式：重性抑郁症、心境恶劣、季节性情感障碍、双向抑郁、非典型性抑郁症、产后抑郁症。

重性抑郁症

重性抑郁症是表现形式最严重的一种，其特征表现为经历过某一个阶段或者多个阶段的重性抑郁（参见前面的抑郁症状的自我检测表）。其表现形式为出现程度相当严重的绝望、无助、无价值感、沮丧、对日常活动失去兴趣等。这一类的抑郁症经常会伴随高自杀率。通常还伴有药物依赖、心理失衡或是强迫症。

见于女性，但其他的任何人群也有可能出现，每10人

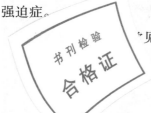

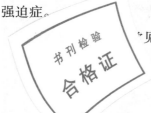书刊检验
合格证

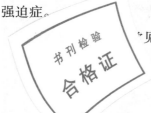4
抑郁症

中平均就有 1 人患上。要是患上此类抑郁症,应该立即咨询精神健康的专业人士。虽然药物治疗和心理治疗是必需的,但"自我训练"的方法也会对你的治疗起到持续的帮助作用,从长远上来看,也可以阻止或最小限度地降低未来发病的可能。

心境恶劣

心境恶劣表现为长期的情绪低落,也就是我们通常所说的心情沮丧。心境恶劣通常会持续好几年而并不会损害人的身体机能,但却在很大程度上对其加以抑制。比较典型的是,会出现一些程度较低的抑郁症状,比如缺乏自尊心、精力不济、睡眠障碍、胃口不佳或是进食过量、经常觉得自己表现不佳等。

心境恶劣在女性中较为普遍。虽然个人咨询和服药对病情有所帮助,但"自我训练"也是非常有效的方法,可以帮你走出"低落"。

季节性情感障碍

季节性情感障碍(SAD),通常又被称做"冬日抑郁症",并不常见。虽然其产生的具体原因并不可知,但光照不强、缺乏阳光的冬季好像是其主要原因。事实上,你所居住地区的纬度是个很重要的因素。该症状也会随着进入晚秋而由轻度变为重度,到了早春时节又消失殆尽。

光线疗法(全光谱荧光疗法)是已知的有效治疗手段。"自我训练"也是非常有效的手段,可以控制由于季节性情感障碍造成的消极情绪、负罪感和惰性。

双向抑郁

双向抑郁(以前被称为躁郁症),其表现特征为症状呈现周期性交替,从几天到几个月不等出现狂躁的不切实际的行为,接着又出现严重的抑郁阶段,迟钝、自尊心不强、冷淡、悲伤、有自杀倾向等。不管处于哪个阶段,都容易出现酗酒或药物滥用。并不是由于特定的环境原因才会造成这些症状的出现。

非典型性抑郁症

这类抑郁症不像其他类型一样,会出现常见的、持续的低落情绪。这类抑郁症的病人可能会今天心情不错,明天又心情低落或者沮丧,通常情况下该症状也没有明显的引发动机或突发事件。"自我训练"是治疗非典型性抑郁症的很不错的辅助手段。

产后抑郁症

在生过孩子后出现轻微的情绪低落很常见。但如果这样的症状变得更严重而且持续好几天，就可能是产后抑郁症了。产后抑郁症可能会很严重，对母亲和孩子都是威胁，看起来是由于荷尔蒙分泌不平衡造成的。

对此应立刻寻求解决办法。"自我训练"和正规的治疗手段，都对避免歪曲的感知和保持乐观的态度特别有效。

 自我训练建议

用这一章里描述的抑郁症来评判你在每天出现了多少抑郁的症状。将这些症状列表记录，用抑郁严重程度评估表来判断自己的抑郁程度有多严重。

判断出抑郁严重程度是为后期训练打下基础。在开始进行正规治疗之后，每星期一次，反复列出自己的症状并对其做出评估。这样做的原因之一是确保自己的抑郁症没有加重。同时，其评估结果对治疗反馈来说，也是非常有用的资源，也非常鼓舞人心。

5 焦虑症

　　我的心脏病要发作了,相信我,我能感觉到。有时候你从内心深处就知道某些事情会发生。最近,我很害怕去上班。如果不是非去不可,我就会找机会休息以避免心跳过速。我去做了身体检查,得知自己血压有点高。听着,如果真的是像医生所说的只是有点高的话,他应该是告诉我减肥,而不是开药给我吃! 我觉得医生只是不想引起我的警觉罢了。他第二次否定了我的病情后,让我更加警惕,现在我只觉得心脏好像要爆炸了一样。

　　在知道自己是高血压之前我就很担心,现在又担心血压高会对我有什么伤害。大家都说高血压是沉默的杀手,但我可以说,我的可一点都不沉默。我真的可以感觉到自己的血压! 我觉得自己就好像是一个充过了头的气球,随时都有可能爆炸。

　　医生叫我放松,说我"壮得像头牛"。我知道他没说实话,因为他看出来我有多担心。况且,医生也没法从几次检测中就能确切地知道病情到底如何。我就觉得自己的心脏好像要爆炸一样! 我也害怕过性生活,因为那会太用力。妻子觉得我疯了。孩子们也不明白我为何不再和他们玩传球游戏了。我越来越紧张,睡不着觉。最近,每次上床睡觉时,我都能感觉到自己心跳加速,我真的很害怕,我浑身是汗。昨晚,因为心脏受不了,我真的出现了大口喘气的情况。本该好好休息,可我却在自掘坟墓。

　　也许,我该待在医院里,因为我整天都在担心。这就是我成天想的事情。我受不了老是这么想,可不想又不行。我快把自己逼疯了。

我看到的都是自己在救护车上痛苦不堪的情形。我不想死。

塞尔的症状是焦虑症和恐慌症,而且是非常严重的二合一的情况。事实上,是他自己缺乏安全感,使得他没法相信生活。与生活最息息相关的人体器官就是心脏,塞尔将不安全感投射到了心脏上。因为他不相信自己的心脏没毛病,也不相信生活。他唯一的选择就是生活在长期的恐惧之中。"自我训练"的方法会帮助塞尔挑战这些歪曲的感知。并不是生活或是他的心脏出了什么问题,而是他长期缺乏安全感以及怀疑的态度需要有所改变。在这样的基础上我们给塞尔进行了一些咨询,他现在开始有所反应了。

塞尔的心脏从来都没有出现过糟糕的时候。事实上,他的那番话是五年前在治疗时对我所说的。最近我在一场当地的棒球赛上看到他。当时他在训练球队,在做完场内训练后,他走下赛场。看见了我,朝我走过来,开心地笑着对我说:"嘿,医生,你觉得我这老家伙还干得不错吧?"我们都开怀大笑。要是五年前塞尔就能预见今天的结果就好了。

焦虑,不管是轻度的,还是像塞尔那样的严重恐慌,对你的身体都会产生巨大影响。焦虑可能产生的后果有:

- 血糖升高
- 肌肉紧张
- 口干舌燥
- 心跳或脉搏加快
- 头痛
- 疲倦
- 阳痿
- 结肠痉挛
- 腹泻或便秘
- 失眠
- 注意力不集中
- 出现担心或恐惧的感觉

都怪我们没有剑齿虎的本领

焦虑是科学家们所说的"应战或逃避"的反应所留下的痕迹。在进化的过程中，这样的反应是我们作为族群得以生存的重要原因。让我们来分析一下，作为人，我们不具备闪电般的速度，也没有锋利的牙齿、镰刀一样的爪子，甚至没有保护色。事实上，我们很脆弱，需要一切助力才能使我们的基因调动起来免遭灭绝。

"应战或逃避"的反应是普遍的保护策略，可以通过释放荷尔蒙和其他化学物质使身体充满能量，变得有活力。身体得到加强以后，我们就能更好地对抗危险或是从危险中逃离。不管用哪一种方式，你充满能量的身躯都会欣然接受。基因不会在乎你是懦夫还是英雄，正是这样我们才得以生存。

流沙和生活中的其他挑战

从人类历史来看，"应战或逃避"的反应是有意义的。今天仍然有其作用，特别是在危急时刻。我记得在北卡罗莱纳州的时候，有一次我在一个磷酸盐矿井里挖化石。突然发现自己陷入一片石灰泥状的流沙中，不停下沉。当下沉到大腿处还未停止时，我所有的意识都在飞速运转。我感觉自己呼吸急促（富含氧气），于是将上身伸展放平，趴在挖掘用的耙子顶端，还好我很幸运地把它带在身边了。我用自己从来都不曾想到的力量，用上身的肌肉，尽量使自己趴在耙子上，同时又用力把腿从石灰泥可怕的吸力中拔出来。慢慢地，我可以向前移动了。在这大约10分钟的挣扎中，我感觉好像过了10年，然后终于回到了安全的地面。顿时整个人都垮掉了，觉得精疲力竭。我大口大口地喝完剩下的水，又疯狂地剥开准备午餐时吃的糖。我感觉到极度饥饿，精力完全耗尽，好长一段时间脉搏和呼吸都不能慢下来。

从濒临死亡的体验中我学到了什么呢？首先，我的身体是台很棒的机器。直觉告诉我若不采取行动就会没命（在此时，我唯一的选择是"应战"而不是"逃避"）。我身体的每一个系统都完美配合，使我避免了可怕的结局。这样本能的精力的付出使我得以存活下来。我觉得自己就像是跑了好几次马拉松一样，真的需要好好休息几个晚上才行，不然我都感觉自己的这把老骨头已经不存在了。

这就是我想说的重点：我的经历是非常惊险的，但我会碰到这样的病人，即便没有遇到什么流沙，他们也会像我一样体验高度的焦虑、恐惧，甚至患上恐惧症。为何会出现这样的情况，很简单：因为焦虑本身是无法区分该危险究竟是真实存在，还是假想而已。比如，你如果认为国税局来查账就是世界末日的话，你的身体就会做出唯一的反应——应战或逃避，非此即彼，若不采取行动就会没命。在歪曲的、缺乏安全感的思维模式的驱使下，身体通过行动使肾上腺素在你的血流中注入压力荷尔蒙，一旦出现焦虑，其势头不可阻挡。

正常的和破坏性的焦虑

像抑郁症一样，我把焦虑分为两大类：破坏性的焦虑和自然的焦虑。塞尔的恐慌就是破坏性焦虑的典型表现。破坏性的焦虑是由与环境不相符的不安全感所引起的，通常患破坏性焦虑的人会夸大事实，而且该症状持续的时间也比较长。其目的是通过极度的恐慌和情绪上的波动（比如焦虑、反思、强迫和诸如此类的行为）来达到对生活的掌控。

正常的焦虑，与破坏性的焦虑不同，它是正常的，是对周围环境恰当的反应，并无夸大，持续时间也有限。就像抑郁一样，在生活中不可避免。我和我妻子在她做手术前的几年里所经历的感受就是一个很好的例子。我们当时担心很多事情——麻醉、手术结果、物理治疗等——但最后（主要是在我妻子的坚持下），我们决定相信老天的安排和医生的医术。我们积极地选择释放自己的焦虑，并与之作斗争。虽然时至今日，我仍然能够感觉到当时那些焦虑的症状：不眠之夜、头痛、辗转反侧、担心、无法专心工作，但这些都是正常的焦虑（也就是说，是恰如其分的担心，并无夸大，而且持续的时间也有限）。

正常的焦虑在生活中不可避免，但不是说你就可以对此置之不理。"自我训练"的方法会让你知道什么时候该到此为止，以及如何释放焦虑。就算这样的焦虑是正常的，我们又何必自讨苦吃呢？

消极的模式

"自我训练"的方法不仅在处理短暂的、正常的焦虑时非常有用,而且在对抗破坏性的焦虑时,也是必不可少的法宝。我们先来看看几种常见的破坏性的模式:广泛性焦虑症、惊恐障碍、强迫症、社交恐惧症。

广泛性焦虑症

广泛性焦虑症(GAD)具有以下症状:

- 过度担心或焦虑
- 坐立不安、紧张、急躁
- 疲惫
- 不能集中注意力或是健忘
- 易怒、暴躁、喜欢发牢骚
- 肌肉紧张
- 睡眠出现障碍(难以入睡或睡不踏实,坐立不安,睡后精力得不到恢复)

患有 GAD 的人总是在担心。而且对所担心的事物并无特别的选择。不管是大问题还是小问题,他们都担心不已。得了 GAD 的人总是觉得生活失去平衡或是失控。担心是持续不断的尝试,想要找出如何再次掌控生活的方法,想要避免生活的攻击。可不幸的是,担心不但不能减轻所受到的威胁,反而加剧变成了焦虑,这使得脆弱的感觉变得更强烈。恶性循环就是这样的:

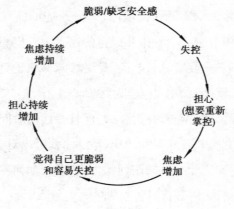

图 3

惊恐障碍

惊恐障碍有如下症状：

- 心悸

- 出汗

- 发抖

- 呼吸短促

- 胸口疼痛或不适

- 恶心

- 头昏眼花或视力衰弱

- 害怕失控

- 害怕死亡

- 有麻木或刺痛的感觉

- 打冷战或出现潮热

患有惊恐障碍的人经历着周期性的、强烈的身体不适所带来的冲击，并伴随有马上会生病或死亡的念头。惊恐障碍通常不可预知，让人无所适从。这些惊恐的感觉对人的伤害很大，让人生活在对未来的恐惧之中。

恐慌通常出现在两个时期：①随着焦虑增加预感恐慌到来的时期，在此期间不安全感控制了人的思维；②生理上做出反应，应战或逃避的时期。这样的感觉非常强烈，又让人无所适从，很多人谈及此时都觉得自己好像是疯了或是失控一般。

强迫症

强迫症（OCD）有两个要素：反复出现，持续不断。侵入脑海的想法使得焦虑增加，让人感觉非要重复某个行为，或是反复出现某个念头，才能重新获得对生活的掌控。

OCD 的患者是过度和夸张焦虑的受害者。诸如"我关了炉子吗"一类的想法可能在我们大多数人脑海中都出现过，可对那些患 OCD 的人而言，就没那么简单了。他们会强迫自己一遍又一遍地想："我上闹钟了吗？好像是上了，但好像又记不起了。上过没有？我不太确定了。我记得自己走到厨房。

5

焦虑症

55

我觉得我上过闹钟了。可能没有……"

OCD 是由不安全感所引发的，是一种无能的表现，不相信自己，不相信自己的行为和思维。因为不能信任自己，所以也无法相信自己的记忆。觉得不安全(不能够掌控)是造成焦虑的原因。

强迫症是为了缓解妄想所带来的焦虑而出现的一种行为方式。在刚才提到的"我上过闹钟了吗"这个例子里，通常人们都会去亲自检查一下，事实上，闹钟已经上过了。糟糕的是，患强迫症的人不会就此罢休。因为缺乏起码的信心，他们会再次提出这样的问题："我真的上过闹钟了吗?"于是再次去查看，反复不止一两次，直到若干次后才罢休。OCD 的患者从自己强迫性的行为中稍微舒缓了自己的焦虑，但却没有什么满足感。

强迫症的行为和迷信行为有关。两者都是通过做一些自己觉得能控制的行为(比如敲击木头，不跨过裂缝等诸如此类的行为)来让自己觉得能掌控生活。事实上，OCD 就是一种迷信，想通过掌控命运来摆脱不安全感。我有一位17 岁的 OCD 患者，最近刚开始学驾驶。她告诉我："如果我在上车之前，叩击车门把手 6 次，我就不会出事故。我也尝试要摆脱这个愚蠢的行为，但如果不这么做，我就觉得开车的时候担心得要命。只好停车，下车，然后叩击把手6 次!"

固定的重复动作是强迫行为很常见的表现(比如进门前敲门 3 次，开车前系上又解开安全带 5 次等)。一段时间以后，就会发展成为非常苛刻的程序，而且觉得非做不可。

OCD 患者并不是在发疯。事实上，他们会告诉你，他们自己也知道这些强迫的行为很愚蠢，甚至很可笑，但是在表面上，通过做这样的事情让他们觉得掌控了命运，减轻了自己的焦虑，于是这样的行为也就得到了强化。

社交恐惧症

社交恐惧症的特点是，对即将到来的某一特定对象、情形或是体验，有一种没来由的过度恐惧，而且这样的恐惧会持续不断。

某些特定的情形会给某些人带来焦虑和恐慌的感觉。比如对桥梁、隧道、在公共场合演讲、电梯、飞行等的恐惧，就是恐惧症的表现。从本质上讲，社交恐惧症是幻想经历所引发的焦虑和恐慌。任何因为缺乏安全感而投射的经历（比如："在电梯中我无法呼吸"）都有可能造成他日的焦虑和恐惧。过度的害怕和焦虑通常会导致回避反应（被称作"恐惧性的反应"），因为人都会避免任何强烈的、让人疲惫不堪的反应。在社交焦虑中，恐惧/诱因有其社会原因。比如，害怕他人的反对、害怕在公共场合演讲和去公共的洗手间等都有可能演变为可怕的灾难。

生理的和药物的因素

虽然焦虑是典型的情绪失控的表现，但也应排除药物产生焦虑的可能性。肾上腺、甲状腺出问题、心脏病、呼吸类疾病或是低血糖都有可能是产生焦虑的潜在生理诱因。假使生活如常，并没有什么会造成焦虑的压力和相关的原因，而且你又怀疑焦虑和生理问题有关，那么去做个全面的体检绝对没有什么害处。还要记住，许多处方药、非处方药（特别是鼻喷雾剂和减重类的兴奋剂）以及其他一些化学物质（咖啡因、非法药品等）都有可能造成焦虑。向医生咨询，自己服用的药物中是否有任何成分会造成焦虑。

对于是否需要服用抗焦虑的药物，则应仔细检查自己身体机能的状况后再做决定。如果焦虑或是恐慌的程度已经对你的工作、社交和休息产生了相当大的影响，那么使用药物来对抗焦虑可能是一个明智的选择。不要只是自己做出判断。如果有什么担心，都应该咨询心理健康的专业人士来确定是否需要服药。

不少药物都能对抗焦虑，根据你所患的焦虑类型不同，有些还能准确地对症下药。长期以来，苯化重氮、阻滞剂、三环类抗抑郁药物、单胺能的抑制剂、选择性血清素再吸收抑制剂（即 SSRIs 抗抑郁药）、微量镇静剂、抗痉挛的药物都已经很有效地被用于治疗焦虑症。在使用药物对抗抑郁的时候记住，单是服药不如将药物与其他治疗计划结合来得有效。

不管你现在是因为强烈的、让人筋疲力尽的恐慌而咨询医师，还是因为广泛性焦虑症而服药，又或是只想知道如何应对日常出现的正常焦虑，"自我训

5

焦虑症

57

练"的方法都会在很大程度上减轻或消除杞人忧天式的、不安全感而引发的焦虑,这些焦虑正是所有焦虑紊乱的罪魁祸首。

 ## 自我训练建议

用本章的描述来判断自己在日常的挣扎中有些什么样的焦虑症状。把这些症状写下来,包括破坏性的和正常的焦虑。把写下的症状保留好,以备将来参考。在训练的整个过程中,周期性地(大概每月1次)更新检查自己的症状,以随时监控自己病情的发展。

用下面所示的简单表格来记录自己的症状。目标是消除或减轻在"破坏性焦虑"这一栏里所列出的条目。在这张表上总会出现1、2个症状,这是很正常的。然而,到最后,你会希望了解自己是否是某一类焦虑的受害者。好好理解这个表格,有助于你明白什么时候该到此为止。

破坏性的焦虑	正常的焦虑
1. 对与异性交谈有强烈的恐惧	1. 对是否要拔掉智齿有点担心
2. 在交通阻塞的时候心跳加速、流汗、恐慌	2. 当某男子靠近你的汽车问你要钱时觉得紧张
3. 无法入睡,不知道自己是否能成功	3. 为自己关爱的人生病而担心

▼
▼
▼
▼

6　控制型人格

为了不使你的思维有偏见,我们先来做如下的小测试:

是	否	我有强迫症的倾向。
是	否	如果事情进展不顺利,我会非常沮丧。
是	否	情况越混乱,我就越觉得焦虑和紧张。
是	否	我忧心忡忡。
是	否	有人说我的思维方式太极端,非此即彼。
是	否	我常常在头脑中计算、反思、思前想后。
是	否	要相信别人很难。
是	否	我常常疑心。
是	否	我希望事情按照我希望的方式发展。
是	否	我不懂拒绝。
是	否	我不能准时。
是	否	我更愿意开车而不是坐车。
是	否	我常常很呆板和顽固。
是	否	我是执行者。
是	否	为避免冲突我常常放弃立场。
是	否	我经常过分敏感。
是	否	我希望在争执中是自己说最后一句话。
是	否	对自己的所作所为我总能找到理由或借口。
是	否	我很健谈,却不擅长倾听。

5

焦
虑
症

是　　否　　对他人的错误我没多少耐心。

是　　否　　我总觉得自己是对的。

是　　否　　我太脆弱。

计算一下你选择"是"的数目。如果少于或等于 10 个，说明你不是特别有控制欲。"自我训练"的方式可以促进你内心深层次的自信和自觉。

如果在 11～16 个之间说明你有一定程度的控制欲。对你而言，控制欲在你的生活中相当有限。"自我训练"也可以在相当程度上改善你整体的健康感觉和提升你的个体安全感。

如果等于或大于 17 个说明你非常有控制欲。对你而言，生活的安全程度取决于控制的程度。"自我训练"的方法会改变你的这种想法。你需要的不是更多的控制，而是更多的自信。

当控制变成失控时

大多数人都希望自己能掌控生活，这样想是正常的，也是健康的。避免受伤，对危险有所预见，天气变得严寒时添加衣服，或是学习如何与他人相处都是有益的控制的各种表现。从进化的角度看，想要掌控生活是显而易见的具有适应性意义的。尤其是在过去我们祖先生活的年代，生活失控可能就会导致个人、家庭或是族群受到伤害。要想生存下来就绝不能软弱。在冰河时期，想要控制是合乎情理的，现在也仍然合乎情理。因为我们人类讨厌失控的状态。

显然，要想不脆弱，对生活更有掌控并不是什么问题。但是另一方面，当你自信心萎缩的时候，就会在安全的情况下看到不安全，出现怀疑、不信任或是害怕，只会想生活会出什么错，或是坚信自己注定要失败。当这样的情况出现时，对控制的向往就不再是健康的愿望（"我希望玛丽喜欢我"），而是强迫性的要求了（"玛丽非得喜欢我不可！"）。

人们对可预见的失控状况的敏感程度，会因为自信的程度不同而大相径庭。在列表值中处于最后的那些人,不仅对失控的状况不敏感,甚至还到了视而不见的地步。还记得汤姆吗?那个在事故中失去一只手的人?你绝对不可能对失去一只手还无所谓的。你绝对不可能比失去一只手的汤姆还豁达了。

假如你没法像汤姆那样,而又确实在焦虑或抑郁中挣扎,那么你很有可能就是我们所说的有控制欲的人。简而言之,有控制欲的人对任何失控的情况或是可见的损失,都会做出激烈反应,会出现焦虑或抑郁的症状(害怕、恐惧、担心等)。这样的敏感可能是后天的,也可能就是你天性的一部分:你生来就有这样的敏感性。

心理上的敏感是指天生有某种特定的反应或行为倾向。你是否在幼儿园里待过那么一小时?如果有的话,你可能会注意到一大群有这样心理敏感性的人:领导者、追随者、健谈的人、思想家、内向的、外向的、好哭闹的、气呼呼的,这些个性在将来某天都会成为这个人成年后的性格特征。比如,我们已经知道,父母出现心理紊乱的,其子女本人焦虑的可能性是平均水平的7倍。这些小孩好像天生对焦虑的抵抗力就比较弱,这使得他们对不安全感和抑郁更敏感。他们在心理上对焦虑更敏感。当然这不是说后天因素就不重要。比如,有焦虑症的父母,其焦虑和想掌控的行为,就会成为孩子焦虑的根源。这样的小孩,就算是没有在父母身边长大,也会具有某种天生的心理敏感倾向。

同样,若父母曾患过重度抑郁症,其子女得抑郁症的几率要比平均高1.5到3倍。然而,你并不需要了解自己焦虑或抑郁的敏感性。充满压力的生活环境,特别是损失,长期的痛苦,或是持续的挣扎都有可能导致同样的反应。从"自我训练"的理论来看,单是心理上的敏感并不会造成焦虑或抑郁,或者并不足以形成控制型的人格。但若是不安全感达到一定程度,则任何人都有可能出现这些状况。

但是,不管焦虑和抑郁是如何产生的,我们都可以在其产生时就控制它,在你的脑海中胡思乱想地出现一些不自信的想法时就要将其控制住。要记住,出现逆境、损失,甚至是某种心理上的倾向,并不就意味着对你判了无期徒刑,这只不过是有出现某种行为的可能而已。不知你是否意识到,你才具有是否要让不安全感继续蔓延的决定权。而焦虑和抑郁,不管是否由先天的敏感

所造成,还是由于后天反思过多而形成,又或是艰难的生活环境所造成,都不重要,你总是有决定权的。不信你看吧:

🧠 自我训练的回顾

基因上的倾向性仅意味着某种可能而非必然。

下面列出一些典型的带控制感的策略。你可以看到控制有很多种表现形式。左边列举的通常都与焦虑有关,而右边的则是抑郁的典型表现。在接下来的章节中,我们会详细解释为什么这些倾向以及和其相似的行为,反而会让你觉得失控,而没法建立起控制。

- 焦虑、杞人忧天——鲁莽,对周围的环境不在意或忽略
- 呆板的、武断的思维模式——对周围的环境回避
- 社交冷淡——过度依赖
- 过度节俭——超支
- 完美主义——不修边幅
- 工作狂——毫无生气
- 缺乏感情——过分情绪化
- 过分野心勃勃——无动于衷
- 过于喜欢冒险——过分害怕
- 骄傲自大——缺乏自尊
- 怀疑——盲信

筋疲力尽的生活方式

没有足够的自信,你就要和不安全感作战,当然就生活在煎熬之中。于是,你的生活不是自然地度过每一个时刻,而是随时充斥着这样的想法:"要是我失业了怎么办""我知道他不会喜欢我的""我永远都无法出人头地"或是"为何要活下去?"精神上不再清晰,反而为一个不透明的世界而神经紧张,这

个世界就是这样因为你缺乏安全感而变得乌云密布或扭曲变形的。

如果想要不受伤害就应当对生活中的坑坑洼洼有所预见，这样的想法听起来挺诱人，但是为了避开地面的坑坑洼洼而没有看见交叉路口的停车标志，也是屡见不鲜的。我还记得自己的第一次治疗实习期。我当时是一名实习医生，非常紧张。虽然自己身处休闲的加利福尼亚，我还是选择穿三件套的蓝色西服、白衬衣，系暗色领带。实习期开始时，我感觉自己非常"像个心理医生"。一切都进展顺利，下班的时候我很开心。当我起身送病人到门口时，深蓝色背景下什么白色的东西吸引了我的注意。原来我居然忘了扣扣子，我的第一次实习就这么毁了！我所谓的控制也就这么结束了。

控制需要努力、维护以及警惕性，这样的生活方式是很累人的。那为什么还要这样呢？有两个原因：首先，没有足够的自信，你就会觉得无法应对生活中的挑战，也就没有精力去采取掌控的策略。其次，为了能够消除或是将生活中可能出现的尴尬、失败和拒绝降低到最小的程度，控制型的人觉得不是上天，而是自己，就可以控制自己的命运。正是这种想要控制命运、尽力回避生活中的焦虑的鲁莽的想法使得你最后养成了这样的习惯。你陷入了原地蹬脚踏车般的信念中，认为自己最后的救赎取决于对生活再多那么一点点的控制，一点点，再一点点。

我再告诉你一个关于杰瑞的故事，他是我的一个好朋友，他深信自己的未来可以控制：

> 杰瑞经营着一家非常成功的餐厅。他的家就在餐厅楼上。杰瑞对自己生意的方方面面都要控制——是那种情不自禁地控制。扫雪车凌晨四点在停车场扫雪时，杰瑞会站在那里指挥司机。要是管道出了什么问题，杰瑞也肯定会在现场，确保事情可以得到及时处理。要是说到经营生意，杰瑞更是不容许有什么差池。
>
> 杰瑞和我几年前一起去度假。当我们在海滩上散步时，我问他是否觉得这种强迫性的生活方式很累。他回答说："这是我唯一能够确保自己的未来的方式。这是我能亲眼所见的生活方式，尽量消除意外。"杰瑞觉得在经营餐厅的过程中，只要自己事无巨细都亲力亲

为,就一定能有(掌控)成功的生活和快乐的退休时光,因此也就消除了意外。

　　但就是我们在海滩上散步的那天,杰瑞接到了他的兄弟打来的电话:餐厅和杰瑞的家在一场大火中都付之一炬了,只有烟囱还立在那儿。杰瑞失去了一切。你可以想象得到,杰瑞从这次悲剧中恢复过来花了很长时间,但他的确做到了。如果今天你问杰瑞,他一定会肯定地告诉你,掌控并不是像人们吹捧的那么有效。他以为自己可以掌握命运,但他所了解到的就是命运本来就不是可以掌控的,你只能接受命运。

自我训练的回顾

消除焦虑和抑郁的关键不是更多的控制,而是培养自信的态度,觉得自己可以应付生活展示在我们面前的各种挑战。

避免陷阱

　　当你特别想要掌握自己的生活,并觉得这很重要时,你就会非常容易落入某种陷阱——思维的陷阱。要是你没意识到这一点,这些陷阱就会很快变成你的习惯,让你的麻烦大大增加。在"自我训练"的过程中,意识到有这些陷阱的存在可以让你对危险提高警惕。

　　看看这些常见的陷阱,现在开始就对这些常见的隐患有所察觉并保持警惕,我们分别将这些陷阱命名为:想当然的陈述,"要是怎样"的思维模式,读心术,"不得不做"的思维,"非此即彼"的思维模式,对自己的责骂。

想当然的陈述

　　"我本该是个更好的女儿""我本来该更成功的""我该更聪明的""我该减掉20磅"。"应该"类的表述能引起人的负罪感和挫败感。因为对自身和所作所为评价过低,这些表述激发了焦虑和抑郁。当然,你是可以通过某种方式来加以改善的,但当你说自己"应当"改善的时候,你是在给自己传递消极的信息:你现在不够好,你只有通过做这样或那样的事情才算好。

比较有益的做法是避免这些"应当"类的陈述,而是换用比较积极肯定的表述:"我要对母亲多关心一些""我希望更成功""我想要了解更多的东西,也许可以考虑去上夜校""也许我该开始健身,不再吃所有快餐食品"。这些表述并没有否定现在的你。其理念在于认为成长和进步是以现在的你和你的所作所为为基础的,而不取决于你要付出多大代价。

"要是怎样"的思维模式

另一个缺乏安全感的陷阱就是"要是……怎么办。""要是他问我的看法我该怎么办?""要是我得不到那份工作该怎么办?""要是我陷得太深怎么办?"这一类型的思维都是在问题发生之前就做出预见,因为你会认为如果在事情发生之前就知道即将发生什么,你就能振作起来,对其做好准备。

那么预见危险有什么害处吗? 如果你的思维仅限于尝试合理地解决问题,那就没有什么害处。但很不幸的是,这样的思维方式好像很快就会失控,从一个"假如"跳到另一个"假如"。每个解决问题的方案又会带来新的危机。你生活在长期的担心之中,最后引发长期的焦虑,而长期的焦虑会最终让你筋疲力尽。正是这样的筋疲力尽说明了为何焦虑和抑郁总是同时出现。

比较有益的反应是在面对生活时处于自然的、自发的状态。缺乏自信引发了"假如"的思维方式。要意识到,这样的思维方式会认为只有预见即将发生的生活才是安全的(可掌控的),从而使你的自信受损。"自我训练"的方式会教你如何才能安全,靠的不是担心和想"假如怎样",而是鼓励你相信自己有能力应对自己的生活。

井蛙之见

焦虑和抑郁都会使你的视野变得狭窄。我们在这样的情形下,看不到全貌,而只是有选择地看到某些方面。比如,一个患抑郁症的人可能只会看见自己的过错,而忽略了自己积极的品质。"我只是一个怪脾气的老头儿"或"我什么事也做不好"。这些都是井蛙之见。虽然有部分属实,但事实上这些看法总的说来都是夸张的陈述,使你失去平衡,感觉失控。

有益的方法是,要意识到生活绝不会仅限于某种观点、某种选择或是某种解决办法。开放的视野需要练习。人格解体就是很有效的方式,可以帮助你跳出自己狭隘的视野。问问自己别人处在你的情况中会如何反应(想想那些你觉得心态比较健康的人),你自然就会有完全不同的感受。关键是想想某人会对此情形有何反应,而不是你觉得别人会怎么反应。

读心术

"我知道她恨我""他这么做是因为他根本就不在意我的感受""别人觉得我很无趣"。"读心术"就是尝试对他人的行为进行解读,就好像你知道别人在想什么似的。你期望可以保持警惕,从而消除他人的攻击/自身的弱点。

要是你想一下别人是多么容易误读你的想法,你就会知道自己对他人心思的解读也不一定是事实了。那么你为何还要这么做呢? 有两个原因:首先,因为你的消极态度让你深信自己处在充满敌意的世界中,所以你要利用一切机会来控制局面;其次,如果你在事情发生之前就对最坏的情况做过打算的话,你会觉得有所准备,因此也就能掌控局面。

有益的方法是关注客观的真相,提出问题而不是胡乱猜疑。不管你有多想知道,如果没有问过,你永远也不知道别人在想什么。"读心术"不过是你缺乏安全感的投射罢了。要是你不愿意去问别人到底在想什么,那就必须告诉自己:"我不可以自己树立假想敌!"

不得不做的想法

"我今天非得完成""我一定要成功""我别无选择,我非得买那件外套"。"不得不做"的情形经常出现在易焦虑的个体中,是所有强迫性行为的基础。虽然焦虑会导致强迫性的生活,但很快就会变成令人抑郁的生活方式。

"不得不做"的想法和井蛙之见有相似之处,因为你的感知领域总是局限于你觉得自己必须做的一切事情之上。只不过井蛙之见是限制你的感知选择,而"不得不做"的思维模式则是从整体上消除了你的选择。你深信自己别无选择,只有达到目标才能从煎熬中解脱出来。

"不得不做"的表现形式包括强迫性地消费、打扫、工作,甚至做爱,逼迫你不断地想要消除焦虑感。你对自己说:"一旦我做到某某那样就好了。"不幸的是,"不得不做"不过是谎言罢了——在我们被迫追逐下一个目标时,上一个目标很快就消失了。"不得不做"在很大程度上降低甚至消除了生活中的乐趣。而你有的不过是艰苦的工作罢了。

有益的做法是要明白"不得不做"不过是为了想掌控这危险的世界而做出的无力的尝试罢了。我们没有认识到自身的不安全感，而是将其具体化为这样深信不疑的观点：通过做这样或那样的事，我们就能找到安全。然而，安全并不来自于外部世界，它是内心的感受。

"非此即彼"的思维模式

"我永远都快乐不起来了""生活总是这样令人沮丧""我一辈子都觉得缺乏安全感"。"非此即彼"的思维模式是一种冲动的思维方式。当你陷入焦虑或沮丧时，自己会变得没有耐心，会认为某件事不是好就是坏，不是积极就是消极，不是一直就是从不，不愿多想。有了这样的思维模式，你就不允许生活中出现模棱两可。

可生活并不是非此即彼的。因为消除了生活里的中间选择，你也就摒弃了许多可能性。缺乏安全感的人更在意能掌控的感觉，而不太在乎自己的判断是否准确。就算某个想法是消极的，那也至少把当下的问题解决了："就是这样，我是个失败者"。

有益的做法是学会容忍生活中模棱两可的现象，要意识到如果在冲动下做出错误的决定，只会带来更多问题。要用更客观的态度来对待生活，生活并不是非此即彼的，要认识到不能让焦虑支配你的思维。不要把想法当成现实，要对自己更诚实。你会发现大多数冲动不过是习惯。不要条件反射式地做出回应，深呼吸一下，你会很惊异地发现自己原来也可以轻松地生活。

对自己的责骂

"我真蠢""我真是个懦夫""我太高/矮/瘦/胖了"。这些都是对自己责骂的表现形式。其实这样的思维方式不过是心理上的小策略罢了。因为如果你痛击自己，自己就可以放弃了。如果你真是怪人、懦夫或是失败者、笨蛋，那么你就可以为自己的缺点找借口了，也许就可以放弃了。和"非此即彼"的思维模式一样，焦虑和抑郁让你急于解决问题，因为你确信自己没法再这样生活了。

就像"非此即彼"的思维模式一样,你也要认识到在你的行为中有不少冲动的成分。有益的做法是变得坚强起来,告诉自己不要再苛责了。你绝不允许这样的情况继续发生!对自己责骂的方式不过是避免焦虑的一个策略,所以不要被欺骗。自我苛责的思维模式会进一步吞噬你的自信,使生活变得更悲惨,是"双输"的做法。不要再痛击你自己了,这样做不值得。

有控制欲的人对自己会很苛刻,特别是当生活出现变化时更是如此,就算是爆胎或是忘记支付账单这样的小事都有可能会让他们觉得苦恼、恐慌或是绝望。所有这些想要掌控生活的策略纷纷失败,让你觉得灰心丧气,焦虑和抑郁让你筋疲力尽,不争的事实就摆在眼前:控制不过是幻象罢了。生活是无法掌控的。就好像你没法漂浮在半空中一样,担心和逃避最终也解决不了任何问题。想要掌控生活的想法就是想要抗拒精神上的重力。

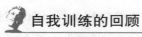 **自我训练的回顾**

控制只是安全的假象。

他想要的是安全感

在我们康复中心的第一阶段治疗中,亨利告诉我他想要去抢银行。让人觉得疯狂的是他并不是想要钱,他只是希望被捕!亨利成年后的大部分日子都在监狱里度过,现在处于假释期,可他却在一阵阵严重的抑郁和恐慌中挣扎。除了那些"下流场所"之外,他完全无法应付外面的生活。因为在监狱外,他得自己做决定,而你我对那些每天日常的决定早就已经熟视无睹:比如去哪、什么时候去、吃什么,每天晚上做什么,什么时候睡觉,什么时候起床。

亨利在国家监狱的某个地方服刑已经有 33 年,他已经放弃了对自己生活的控制权,变得体制化了。监狱的条款对他生活中的方方面面都作出了规定。他什么都不用想,变成了一个孩子,监狱就是他的父母。在狱中,亨利觉得很安全,生活是可控的。在监狱外,由于缺乏个人资源,他觉得自己失去了保护,生活失控了。当我见到他时,这个念头在他脑海中已经挥之不去了:他想要回到监狱,他的家。

有一天,亨利就这么消失了。之后也没有再出现在治疗课程中,我去了他家,没有人。康复中心也没有人知道亨利去哪了,至少,没有人说过。亨利和我只进行过几次治疗,我们也不太熟。从那以后我就再也没有听到过他的消息。

我确信亨利没多久又回去服刑了。在圣地亚哥的某处,某个银行的出纳现在可能还惊魂未定,因为一个面目肮脏的家伙挥舞着装在外套里的手枪,叫嚣着要钱,其实那不过是歹徒用手做成枪的形状罢了。对银行经理而言,为什么这个劫匪抢了钱以后会慢慢地走到大街上去,可能永远都是个谜了,但是至少这个罪犯自己心里清楚。现在,在某个监狱的某处,亨利又最终获得了平静。他又可以每天6:15起床,吃早餐,去洗衣房工作,然后只有吃午餐时才休息,然后再工作,再吃晚餐,之后看一会儿电视,在晚上11:00会熄灯。他什么都不用想。于是亨利很快就睡着了。

你可别像亨利那样。

都是相对的

失控是一种相对而言的体验。对某个十几岁的小孩而言,长青春痘可能不算什么大事情,可在另一个孩子眼中,这可能就是世界末日。以下是一些常见的、人们在每天生活中会遇到、会觉得有失控感觉的体验:

■ 路上遇到堵车

■ 忘记某人的名字

■ 约会迟到或忘记约会

■ 在人前讲话或表演

■ 生病

■ 有不能解决的事情

■ 觉得尴尬或是受到羞辱

■ 面对不同意见

■ 迷路

■ 没足够的钱

■ 没通过考试

■ 拒绝别人

■ 承认错误

你的情形是怎样的？你是控制欲的受害者吗？你是否深受焦虑和抑郁以及恐惧的折磨？像亨利一样，你可能没有意识到控制在多大程度上支配了你的生活。可能你会不时地感觉有点焦虑，偶尔会觉得沮丧、痛苦或是无能为力，可你从来没有意识到其实罪魁祸首都是由于缺乏自信，所以你才会表现出对失控的担心。你所承受的痛苦不管是长期持续的，还是不定期的，只要明白其产生的原因，你就会知道自己可以做出选择。不要再强迫自己寻求控制的保护和离群索居，你也可以选择过自然的、与他人互动的、充满活力的生活。

不安全感不过是一个长期的习惯罢了。不管是抽烟还是咬指甲，要改变任何习惯，以及要学会远离焦虑和抑郁，生活在安全的状态中，首先要做的就是改掉破坏性的、条件反射式的思考习惯，要用成熟的、健康的，而且最重要的是，更客观的、以事实为基础的方式来思考。这些就是训练课程可以做到的。要随时提醒自己焦虑和抑郁不是你之前认为的那么有威胁性，或是那么神秘，它不过就是坏习惯而已。

 自我训练建议

记录下你何时会觉得失控

接下来，你要建立起正式的训练日志。目前，要习惯记录信息，这些信息都会对你的"自我训练"的努力起到至关重要的作用。

现在开始记录什么时候自己会觉得失控。从此刻起，关注任何引起你焦虑和抑郁的经历。就算不确定也没关系，写下来就是了。推测一下没有什么害处。

你可以仿照以下的例子：

失控的体验	反　应
上午 9:40,开车上班,在收费公路上遇到交通阻塞	非常生气,沮丧,觉得烦躁和紧张,开始敲击方向盘
下午 3:00,老板叫我重写报告	强烈的恐慌,心情烦乱! 老板不可能长期容忍这样的事情发生,我该怎么办
下午 7:00,妻子的姊妹打电话来借钱	想拒绝,但说不出口。觉得被迫、失控和恐慌。我真的没法借钱给她

 自我训练建议

思维的陷阱

也许你愿意用下面的这个模板来记录注意到的任何思维的陷阱。不久你就会注意到你在某一项上出现的情况特别多。

如果你愿意与配偶或是其他亲近的人分享这个模板,那么对你而言,其他人所观察到的你思维上典型的误区是非常宝贵的。去问问周围的人吧,值得你这么做!

思维误区	发生的事件或例子
想当然的陈述	
"要是……该怎么办"的思维模式	
井蛙之见	
读心术	
"不得不做"的想法	
非此即彼的思维模式	
对自己的责骂	
其他各种自己特有的误区	

7 不安全感和自信

　　我想和你分享一个古老的故事,这个故事的精髓和我的"自我训练"的哲学不谋而合。

　　曾经有一所修道院,订立了非常严格的禁语的誓言。在修道院里居住的人在 10 年中只能说两个词。有一位年轻的僧侣,在修道院里待了 10 年后,修道院长问他:"你在这里已经待了 10 年了,你想说的两个词是什么?"年轻的僧侣回答:"床,(太)硬。"

　　又过了 10 年,修道院长用同样的问题再问这位年轻的僧侣。年轻的僧侣无比沮丧地回答说:"食物,(太)难吃。"30 年过去了,年迈的修道院长再次向这位僧侣提出同样的问题,这位年纪轻一点的僧侣回答到:"我,放弃。"年迈的修道院长说:"你这么回答我并不觉得吃惊。你过去这 30 年里所做的不过就是抱怨罢了!"

　　故事中的年轻僧侣做出了正确的选择,他讲出了事实真相。可问题是他在 30 年之后才找到答案! 那么你呢? 你是不是也年复一年地陷入到怀疑、否定和害怕的旋涡中不能自拔呢? 现在难道还不该放弃焦虑和长期的抑郁吗? 现在难道还不该大声地说"我,放弃! 够了!"吗? 要做到这一点,只需要像故事中的年轻僧侣一样,说出两个词就好了。这两个词会揭开你所受的痛苦的真相。这两个词会使你从无尽的焦虑和抑郁的循环中解脱出来。

　　这两个词就是不安全感和控制。在前几章中,你已经了解了一个词,控制。现在,我们就来看看另一个词:不安全感。

　　在接下来的几章中,你会发现,缺乏安全感的思维方式常常会加重抑郁或焦虑,从而污染你的生活。反之亦然:你越有安全感——或者你变得有安全感——你的生活就越不容易被担心、怀疑、恐惧等有腐蚀性的情绪所破坏。不安全感通常很微妙,甚至是无意识的,以下的不安全感测试可以帮助你评估自己的缺乏安全感的指数。用"是"或"否"来回答问题:

不安全感的自我测试

是　　否　　与陌生人在一起时我觉得害羞和不自在。

是　　否　　我更愿意待在家而不是出去冒险。

是　　否　　我希望自己变得更聪明些。

是　　否　　我常常很悲观。

是　　否　　我经常希望自己变得更好看些。

是　　否　　我觉得自己不如别人。

是　　否　　如果别人了解真实的我,那他们对我的看法会与现在不同。

是　　否　　在与他人的关系中,我挺黏人。

是　　否　　我常常害怕与他人关系太亲近。

是　　否　　如果我不担心这么多的话,我一定比现在快乐多了。

是　　否　　我有许多害怕的事情。

是　　否　　我隐藏自己的情感。

是　　否　　如果某人很安静,我可能会认为他对我不满。

是　　否　　我常常想知道别人到底怎么看我。

如果肯定的回答在 1 至 5 个之间,说明你缺乏安全感的程度是可以接受的。这本书对你而言没有纠正的作用,但可以拓展你的个性。肯定的回答在 6 至 10 个之间,说明你的不安全感已到达了中等程度。不安全感可能已经影响了你生活中的效率。这本书可以在很大程度上改变你对世界的看法和你对生活的体验。如果肯定的回答在 11 至 15 个之间,那么你的生活可能因为不安全感而受到了严重的妨碍。不安全感侵蚀了你的自尊,显然,你需要重建思维和感知方式。

不安全感 + 控制 = 毒药混合剂

可能你注意到自己变得越来越像完美主义者,不希望出错,总是尽力避免麻烦。有时,你可能会发现自己总是在担心生活中"要是出现……该怎么办",老是去想生活中会发生什么事情。而有的时候,你可能会发现自己凌驾于同伴之上,比如要别人同意你选择的度假点。这些都是在不安全感的驱使下的各种表现。

所有的孩子,不管原因是什么(遭遇损失、创伤、疾病或是其他不确定的原因),都会不同程度地存在不安全感。生活中有一定程度的不安全感是无法避免的。我们的世界变得越来越复杂,你在成长的过程中又经历了无数的错误、创伤,还有不幸,而且,世界上也没有完美的父母,难道这些还不足以说明不安全感是不可避免的吗?我们的世界里到处都能看见防盗报警器、空手道培训班、金属探测器、狼牙棒、胡椒喷雾,这些都说明我们的文化反映出了我们日渐增长的焦虑。我们都是 I 一代(译者注:英语 insecurity"不安全"的首字母):缺乏安全感的一代。

少量的不安全感并不是件坏事。但关键是要"少"。这在早期我们祖先的时代,有助于维护群体,对抗现实中和想象中充满敌意的世界。就是在今天,不安全感也可以发挥好的作用。对体重增加和抽烟有害健康的焦虑肯定会给你的生活带来积极的改变。

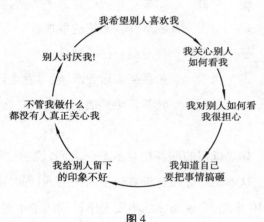

图 4

但是不安全感超过了少的界限而变得太多的话,就会让你受尽折磨了。比如不关心减重或是戒烟,而对现状只是一味地焦虑沮丧。当每天你醒过来时想到的都是消极的东西和对自我的厌恶,那你可能会陷入到恐慌之中。

首先,在弄清楚是什么毁了你的生活之前,你要先看看自己不安全感的程度有多深。上面的这张图从正常,到焦虑,到抑郁,反映出不同程度的不安全感。以下哪一项描述最能反映出你的真实想法?

在生活中,没有绝对的安全,所以不要总是想着有这么回事!

一切都由领悟开始

一个缺乏安全感的人(记住这是个相对的概念)会把自己孤立起来,就好像在自己身边搭建高墙一般,总是忍不住想:"再高一点,我就安全了。"你有没有想过为什么彩票会如此受欢迎? 每天早晨都有成百上千万的人走进当地的投注站,摸出一两块钱,急促地说出自己心中神圣的号码,出门时紧紧地攥着彩票,心想:"没准儿我今天就中大奖了,那我从今以后就不用再担心什么了。"

如果你认为外力的因素(比如找到一份更好的工作,赚更多的钱,买漂亮的汽车,吸引某人的注意)可以帮你除去不安全感,那你就大错特错了。缺乏安全感的人通常会认为解决问题的方法就是没有问题出现。他们会觉得某些人,无论是谁(通常是治疗专家),可能有秘密武器或是领悟到什么可以让自己释放出来——这纯粹是一派胡言! 很难说服不自信的人相信自己。

山姆,40 岁的电脑程序设计师,终于来我这里寻求帮助。他把自己的妻子、朋友,甚至孩子都快逼疯了。他总是一遍又一遍地问:"我的情况有好转吗?""我到底怎么了?""我要去医院吗?"他问得越多,就越不确定,就变得越像强迫症。是山姆的妻子先打电话给我的,因为她和家人都无法再忍受山姆的喋喋不休了。山姆应该走出向外界寻求答案的怪圈。只要他稍做努力,就能找到自己想要的东西。他想要的一直都在,所需要的不过是建立起自信然后相信自己罢了。

酒精和其他药品

对于缺乏安全感的人来说,酒精和其他药品是非常危险的。你不用多想就能明白这个道理。对一个思虑过多、缺乏安全感、心烦意乱的人来说,还有什么比什么都不想更诱人呢?啊,从痛苦中解脱出来吧。药品,特别是酒精,能让人产生自信或相信的错觉,让人感到快活、超脱。有了这样的感觉,是不是能掌控生活就不如寻求刺激或是保持刺激来得重要了。正如我一个戒酒互助协会(AA,又称戒酒匿名会)的朋友所说,如果你的生活充斥着焦虑和抑郁,你很有可能就是下一个沉迷在魔鬼的蜜酒中的人。

我在圣地亚哥的戒酒康复中心做实习医生的时候,遇到了兰迪。他是一位失业的、28 岁的电工,最近才到这里来。在清醒的时候,兰迪极度缺乏安全感,惊慌失措,对生活充满了恐惧。但是,喝醉了以后,他看待事物的方式大不一样:

> 当我喝酒的时候,我什么都不想。没有什么比喝酒重要。有一段时间,我总是和一些朋友出去鬼混,特别是和那些吸毒的朋友,但是我觉得烈酒更能满足我,于是我就想一个人寻求刺激。别人都会分散我的注意力。饮酒不再是一种社交。唯一重要的就是要喝醉。没别的了,只要能喝醉,撒谎、偷窃或是伤害别人都没有关系。我知道自己做过些坏事,但是只要我在喝酒,我就什么都不关心。

> 保持清醒的话就不一样了。大概 6 个月以前,我还想尽量保持清醒,甚至还参加过几次戒酒互助协会组织的聚会。但是我却有这样的态度,我不喜欢看见一屋子都是酒鬼。我和那些人不一样。我能控制自己的饮酒量。是的,我和他们是多么地不一样!父亲为了我出去工作,我还有未付的账单,催债公司又打电话给我……我受不了了。事态越严重,我就越想喝酒。最近几个月,我整天都想喝得不省人事。几周以前,我醒过来时就发现自己在这儿了。我从波士顿开始喝酒,醒来却在这里!我都不知道自己是怎么到这里来的。我也不知道自己这一路过来都做过些什么。我知道的就是,我的照片现在可能挂在邮局。我觉得很害怕,真的很害怕。

在酗酒之前,兰迪一直担心自己会失业。当时他几乎没什么自尊心,尽量避免社交活动。最开始,他发现大麻可以缓解他的焦虑,于是他开始出入夜总会。他的惯例是先喝上一大杯,然后去夜总会,在那儿喝到天亮。最初,他觉得丢掉悲伤的感觉很痛快,就像蛇蜕皮一样。后来演变成他盼望夜晚来临,整个白天都用来睡觉,而整个晚上都去参加聚会。兰迪的存款慢慢花完了,他不再吸大麻,而是喝烈酒和啤酒。

有一段很短的时间,兰迪觉得自己好像在世界之巅。他喜欢出门,天天聚会,追逐异性,赌博下注,见新朋友。只要他不停地喝酒和吸大麻,就不会觉得痛苦。他没有料到的是,自己喝得越多,越离不开酒精。

要说到解决缺乏安全感的问题,最不该的也许就是妄图在酒精中寻找安慰。像酒精一类的药品很危险,因为其作用不过就是用麻醉的逃避方式来欺骗你不再做出努力。不幸的是,为了能保持这种超然的远离现实的状态,你就得随时保持喝高了的状态。越逃避自己的生活,你的生活就越像一片废墟。就像所有的瘾君子最后发现的那样,最初看起来像是逃避的方法到最后都变成了牢狱。

不安全感的循环

把自信想象成肌肉。使用和依赖它,肌肉就会变得强壮。但如果你的不安全感让你深信自己不能应对生活的挑战时,信心的肌肉就萎缩了。肌肉越无力,你就越容易变得担心、杞人忧天、完美主义和对生活逃避。缺乏自信造成怀疑、恐惧和消极的恶性循环,最终不可避免地导致焦虑和抑郁。只有一个解决方案:打破这个不安全感的恶性循环,重新恢复自信。

条件反射式的思维使不安全感的恶性循环得以持续并加剧。条件反射式的思维模式就是缺乏安全感的思维模式,经过一段时间以后,就变成自动的和条件反射式的了。比如,以"不"开头的词汇为例:"不能"。很多次在治疗期间,我都要挑战那些说"不"的人,"我不能不担

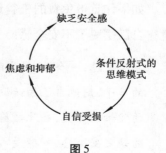

图 5

心"或是"我不能开心"。你"不能"并不是事实,你只是认为你不能罢了。这样的意识已经成了一种自动的思维方式,你没有想过要改变。这就是我所说的条件反射式的思维(在下一章里会谈到关于条件反射式的思维的细节)。只要这样的思维模式控制了你的生活,你就会发现自己只是人生旅途上的一个乘客而已——而这段旅途坑坑洼洼,颠簸碰撞,时不时还会出现机械故障。

要是条件反射式的思维模式继续控制你的生活,没有受到任何挑战的话,你就会想要寻找"免费的午餐。"酒精和其他的药物就显得非常诱人,因为它们可以让你立刻就放松下来,而且不费什么力气就能得到,还给你造成了无敌的幻想。如果你喝酒太多或是服用违禁药品,你就是在和"自我训练"的目标背道而驰。要立刻停下来! 如果做不到,应当立刻去参加修整计划(没有什么比戒酒互助协会更好的了),或者去咨询心理健康的专业人士。

如果你真的想打败焦虑和抑郁,那就要意识到这个显而易见的事实:南辕北辙只会浪费力气。"自我训练"的方法会向你介绍"自我交谈"的方式,该方式非常有效,包含 12 个步骤的计划和咨询。"自我训练"会教你如何选择和坚持自己的目标和道路——生活。

自我训练的回顾

没有人,只有你自己才能救你自己。越早意识到和接受这一事实,进步就会越快。

小心免费的午餐

如果你觉得免费的午餐还不错的话,我给你讲一个故事,是一位丈夫,他觉得自己摆脱了不安全感:

罗德,一个 50 多岁的中年男人,打算离开与他共同生活了 25 年的妻子,用他自己的话说就是:"我终于找到了幸福。"他是一位尽职的父亲和丈夫,在此之前,他都从未意识到自己是多么地不快乐。因为缺乏安全感,罗德是人们眼中所说的"安静的人"或是"不合群的人"。他看起来比较心满意足。罗德甚至不知道自己正处在危险的情绪的边缘，他压抑、局促的情感就好像是个火药桶。罗德是个顾虑重重、容易焦虑和杞人忧天的人，他的生活就是拖着沉重的步伐往前走，期望可以稍微摆脱抑郁和空虚。

这样的情形终于得到了改变，那天，罗德注意到了盖尔——法院的同事。按照罗德的描述："就好像是云开雾散，阳光洒满了我的全身，让我觉得温暖无比，把我从黑暗中解救了出来。"罗德继续描述他如何平生第一次感觉到摆脱了担心和怀疑。"我好像喝醉了似的，和盖尔在一起的时候我什么烦恼都没有，觉得很开心，非常浪漫……我都不敢相信这是我自己。我完全敞开心扉，这样的感觉太美妙了！"

对罗德而言，这样完全的沉醉不是来自于酒精，而是心灵的沉醉。心醉的确是一种由化学物质改变所带来的体验。你的确会感觉很兴奋。正是这样的沉醉让罗德有勇气去克服自己的不安全感和长期的犹豫。在恋爱时，他觉得安全，无拘束，摆脱了抑郁和自我怀疑的枷锁。盖尔是让他获得自由的女神，或者他是这么认为的。

当心醉的情形出现时，我们常常会错误地以为这样的沉醉就是现实（而并非心理投射），而且会永远持续下去。但罗德很快就发现了残酷的事实，在不安全感这件事情上，没有免费的午餐。在某个周末他突然离开妻子，搬进了盖尔的公寓。在短暂的狂喜之后，他感觉到了不安。一旦沉醉的感觉从天堂坠落，与俗世的现实相碰撞，其迷人的魅力将会消失殆尽。盖尔并不是解决罗德的不安全感的答案，罗德的妻子也不是造成他问题的原因。

随着不安的感觉逐渐加深，罗德开始觉得一阵阵的恐慌和抑郁。有一段时间特别严重，直到有一天盖尔发现他失去了知觉，手里还攥着一瓶安眠药，于是把他送进了当地医院。出院以后，罗德发现自己对盖尔没有感觉了。一点都没有了！和心醉时一样，开始得那么突然，结束时也是。和盖尔再待在一起已经不可能了，"我看着她问自己，'她究竟什么吸引我？'我也想不明白。"罗德觉得困惑而迷茫，他回到家乞求妻子原谅他。妻子同意和他一起来做咨询，于是我接到了他们的电话。

我们从罗德的例子中可以看出,心醉的感觉给了罗德在潜意识里一直渴望在生活中寻找到的东西:自信、坦诚和快乐的感觉。不幸的是,他和盖尔所经历的一切不过是他想要的东西的投影罢了。罗德和妻子都愿意去了解这样一个事实:心醉的感觉对他如此有吸引力,在很大程度上与他的抑郁、局限的感觉有关,这样的吸引力远远大过盖尔对他的吸引。罗德只是想快乐。因为他长期缺乏安全感,他不知道该如何寻找快乐。从某种意义上来说,他是自己心醉的猎物,心醉把他从无聊、寻常的生活中解脱出来。

现在清醒了,罗德意识到了两件事。除了他自己以外,没人可能或是可以帮助他消除不安全感。前面的生活还在等着他,绝不是抑郁的生活。我向他说明"自我训练"计划的时候,他全神贯注地倾听。他生平第一次,决定要面对自己的抑郁症。

我真的需要改变吗?

自己测试以下问题:

■ 怀疑、恐惧和消极的情绪是否占据了我生活的大部分?

■ 我是否为了能掌控生活而费力和沮丧?

■ 我现在是否更焦虑、绝望、低落甚至更抑郁了?

■ 我非得控制一切的态度是否让我很苛刻?

■ 我与他人的关系是否出现恶化的迹象,就算不是充满敌意,也变得很紧张和怒气冲冲?

■ 我享受生活的能力如何? 是否因为我心不在焉,总是想"要是……怎么办"而逐渐变弱了?

■ 我是否在浪费生命? 是否陷入到杞人忧天和疯狂的举动中?

■ 我的急躁是否让我在可能的情况下,也无法放松和寻找乐趣? 我是否要喝上几杯才能放松下来?

■ 是否任何事情都非得要按照我的方式来做,不然就不做? 是否将责任下放总是很难？

■ 我是否不太相信自己能掌控生活？

如果以上的描述听起来挺耳熟，那么你很有可能是有控制欲的个性。别紧张，这不是判你无期徒刑。这正好说明"自我训练"的方法对你而言会非常有用。

"控制"不是解决问题的办法

你所有的问题都源自于缺乏安全感。当信心的肌肉萎缩，缺乏安全感会让你怀疑自己应对生活的能力，那你注定就会陷入控制和反射性思维的恶性循环中去。你怀疑得越多，就越想控制生活，而不是信任生活。这样做是因为你把外面的世界都看成是险恶的，想要掌控它。不幸的是，你越对控制和不安全感让步，你就越有可能筋疲力尽，最后无疑地就会出现焦虑、恐慌或是抑郁。

如果我能向你证明担心过多、力图完美或者逃避生活不仅不能解决问题，而且本身就有问题，你会怎么想？你认为自己没有能力面对生活，如果我说你想象的这些缺点都不过是来源于你对过去受到的创伤的误解，你又会做何反应？最重要的是，如果我能帮助你在面对生活时认识到自己的天赋和自发的能力，能以赢家的姿态出现，你又会有何感想呢？

想想看这个情形：假如夏日温和的夜晚，你坐在甲板上，突然有一只饥饿的蚊子停在你脖子上想要饱餐一顿。你会怎么做？肯定没什么好想的，你一定会举起手来拍死蚊子，对吧？你不会思前想后，就这么做了。

我有次在怀俄明州做化石挖掘的时候，挖到翼龙胫骨。当时我完全沉浸在漫长的挖掘过程中，没有注意到一只8厘米长的蝎子正爬向我，离我的脸只有几厘米的距离。虽然我从来没有在野外见到过蝎子，但我还是立即就认出来了，并以千分之一秒的速度做出了反应。我挥动刀，将蝎子击中甩出，蝎子和约一磅的沙一同坠下悬崖。

在纽约的都市里长大，我并没有什么对付蝎子的经验。然而，当事情真的发生的时候（蝎子出现），我们人类的身体会做出不可思议的反应——当然，除非不安全感和控制欲使得身体的运转出现问题。"自我训练"就是要教你如何"恢复运转"，用你未经演练的、自然的天赋来相信自己可以应对生活。一个人如果缺乏安全感,就不会依赖自己天赋的应对生活挑战的各种办法,而是只依靠唯一的方法:思考。你的思考力可能异常出众,但那也只代表了你所有能力的一小部分,就好比是汪洋大海中的小岛一样。大海是你自我生存和自我保护的与生俱来的能力。而且你无须了解这片大海究竟是怎样的,只需要释放这些能力就行了,并且信任你的能力。

自我训练建议

学会区分正常的、健康的控制欲和受到不安全感驱使而产生的控制欲至关重要。写下对控制的感觉可以有助于你看清两者之间的区别。如果你想不出例子,看看本章开头的测验,以及第 1 章和第 6 章的测验。这些都有助于提示你某天发生的特别感受。

以下的例子也可以用作指导,但要记住成功地完成该练习需要实践。特别关注那些急迫的、强迫的或是苛刻的特征,这些能帮你发现由于受到不安全感驱使的表述(比如,强迫性质的"我非得做……"和正常的"我想做……")。

关于控制的表达	正常	受缺乏安全感的驱使
1.我总是在尽量避免细菌	☐	☑
2.我喜欢让我的丈夫开心	☑	☐
3.我必须得取悦我的朋友	☐	☑
4.我不能容忍有谁的发型不得体	☐	☑
5.我是个小气鬼	☐	☑
为了能表述得更清楚,我们看看下面关于同一问题的相反的表达		
关于控制的表达	正常	受缺乏安全感的驱使
1.我不想感染他身上的细菌	☑	☐
2.我必须随时取悦我的丈夫	☐	☑
3.我喜欢让朋友们高兴	☑	☐
4.我希望我的发型看起来漂亮	☑	☐
5.我尽量避免浪费金钱	☑	☐

第 3 部分

自我训练：计划和实施

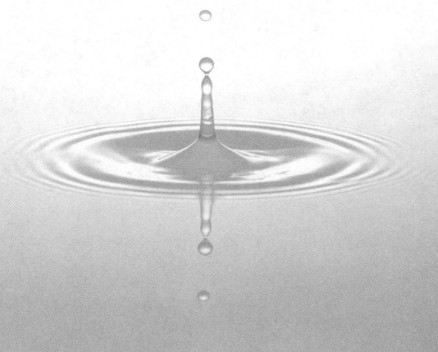

8　自我交谈

　　当教练发现对方的打击手一次又一次地跑垒,而自己的最佳投手开始越来越消沉的时候,她该怎么办呢? 她叫了暂停,走到投球区。只要站在投球区,她就只需要做一件事:让自己慌乱的王牌队员冷静下来。她用了一切能想到的指导策略和方法。

　　对那种高度紧张的、完美主义的孩子,教练可能会用相对客观的方法来加以安抚:"你知道自己可以比现在表现得更好,只是你的自信心有点动摇了。没关系的,冷静下来,好好比赛。你是我的明星球员,知道吗?"而对那种比较急迫的类型,教练可能会采取严肃的,但是充满关爱的方式:"你知道问题出在哪儿吗? 你思考得太多了! 不要想,直接投出好球。"作为教练,她必须知道如何使自己的队员集中精力。

　　像消沉的投手,投出的送分球一样,如果不安全感使你倒下,你也会很快失去客观的判断。你就会说:"这太困难了","我做不了,但我现在又该怎么办呢? 我真是个失败者。"这个时候也就是需要暂停的时候,你需要和教练好好讨论一下了。但是,因为你自己又是运动员,又是教练,你怎么能在自己失控的时候还做到客观呢? 如果你使用"自我交谈"的方法,是可以做到的。"自我交谈"的方法可以使你在受到不安全感和自我怀疑的困扰时,仍然能够保持自我。用"自我交谈"的方法,即便你身体里的一部分已经放弃,你仍然可以指导自己恢复健康。

自我交谈的基础

　　现在你头脑中在想什么? 你意识到了什么? 你能"听到"自己内心的声音

吗？当你对自己说："我觉得自己没法好起来了"或是"为什么他还想要我，我是个这么失败的人"，这时候，你实际是在对自己说话，不是通过嘴，而是通过自己的意识。为了能让想法在情绪上影响到自己，你必须要做两件事：首先，你——一部分的你——必须倾听你自己所说的话；其次，对听到的内容，要么把它当作事实加以接受，要么置之不理。

一部分的你在说，另一部分的你在听。乍一看这挺奇怪，但是仔细想来，你就会发现这是多么显而易见的事。如果我对自己说："我减不了肥了，我太虚弱了。"那么我就会发现自己变得很沮丧，我已经听到了这个想法，并接受了它。我也可以坚持不听这样的声音："没关系，我会更努力地控制饮食"或者是"废话，我现在这样子就很好。"一部分的你在说，另一部分的你可以选择听或者不听，明白了这个简单的概念，你也就明白了"自我交谈"的精髓。

条件反射式的思维模式和你孩子气的反应

如果你监听自己内心的"谈话"，就会注意到大多数的想法都是对日常生活环境的反应，比如"我想想看，今天要做什么？"或者是"我需要多运动，我的慢跑鞋放在什么地方了？"另一些想法则显得不是那么中性。这些想法里弥漫着怀疑、恐惧和否定。"我今天无论如何完成不了！"或者是"我知道，我知道，我不应该再担心了，可我就是做不到。"为了能使你从焦虑和抑郁的挣扎中解脱出来，你必须首先摆脱条件反射式的、受不安全感驱使的思维模式。我们先来看看什么是条件反射式的思维模式及其运作的方式。

在生活中，条件反射可以是有益的，也可以是破坏性的。大多数有益的条件反射，像系鞋带、拨熟悉的电话号码等，都不需要做任何特别的思考——你没有特别去想就自然而然地这么做了。可以把这一类思维模式恰当地描述为"无意识思考"。而另一类条件反射，也就是我说的条件反射式的思维模式，是一种无意识的反应，既无效率也无益处；事实上，它还非常地有害。这类思维模式随时让你充斥着怀疑、恐惧和否定。

条件反射式的思维模式，起源于你早期的发展阶段，总是在你的脑海中勾勒出积习深沉、孩子气的思维习惯,这些都是由于缺乏安全感造成的,具有破坏性。在条件反射式的思维模式中,有些孩子气的成分在里面,我把这称做孩子气的反应。

我们上面谈到的声音,以及不同部分的你,还有你孩子气的反应等可能都会让你感觉有点分裂。首先,我要向你保证,不同层次上的自我表达和意识是非常正常而且有益的。在特定时候想起自己的自我意识,就好像是用 35 mm相机来取景一样。如果你的相机可以手动调焦,那你可以将镜头对准小狗,那么小狗就是焦点而背景的花就变得模糊了。重新调整镜头的焦距,你也可以让花变成清楚的焦点,而小狗则变得模糊了。在你自己身上,有时候你的孩子气的反应可能是焦点,而你更成熟的一面则变得模糊了。反过来,"自我训练",特别是用"自我交谈"的方式,会让你重新把焦点对准那些健康的思维模式而忽略不健康的。

假想一下,在你还是小孩子的时候,有人跟在你身后,拍录下你的一举一动。现在你再看看这些录像,可能会注意到,你因为妈妈离开而恐慌,躺在床上听到隔壁房间父母的争执而害怕。在另外一些影像里,你可能还会注意到自己难过不已,闷闷不乐,因为你觉得没有人爱你。这些录下来的影像,其实就是你的弱点产生的重要时刻,最后,这些时刻塑造了今天成年后的你。

不管你看多少遍这样的录像,你都没法改变画面中的小孩了——同样的害怕,同样的惊恐,同样的怀疑。就像是影像永久地被刻录在了录像带上一样,这些画面也会永久地刻录在你的心灵上,留下烙印。连同你孩童时期的烙印一起,那些误解、歪曲、原始的思维模式,最终使你养成了缺乏安全感的习惯。

任何孩子,在充满压力的环境下成长,通过一系列的对错误的反复体验,都会很自然地学会一些控制的策略来帮助自己在某种程度上远离不安全的因素。比如某个小孩就会以发脾气或是敌意来胁迫好说话的父母,而另一个小孩可能会尽量事事表现出众,以便能得到冷漠的或是不关注自己的父母亲的表扬。这些孩子式的策略,随着时间的推移,变成了你心理上的烙印,你就会常常地表现出孩子气和条件反射的举动。

当孩子气的反应控制了你的思维时,你会很痛苦。为什么呢?因为孩子气的反应只是对这个世界的某种认知方式,是停留在过去的原始的、歪曲的、过时的认知方式。"自我交谈"会教你辨认什么是孩子气的反应,但最重要的是,这个方法会教你摆脱长期养成的用孩子气的反应来看世界的习惯。"自我交谈"会教你如何关掉过去的录像。

随着练习的进行,你会注意到你不平静的思维下的那些孩子气的特征。就像你表现出的个性一样,孩子气的反应也有非常明显的特点,有很多不同的表现形式。就好像不同的个性会有不同的特点一样,孩子气的反应的个性也是由许多不同的表现形式组成的。有时候,你可能会听到自己发牢骚:"没有人关心我的需要。没有人帮助我。为什么我要这么努力地工作?"有的时候,你可能又会听到自己在发脾气:"不,我不要放弃!"或是"好吧,我会去你妈妈那儿的,但我一句话都不会说!"还有的时候,你会听到一个害怕的、恐慌的孩子的声音:"我没法继续下去了,会发生什么事情啊?快来人帮助我啊,快啊。"从一个人说的话可以判断出一个人的独特个性,你也需要判断一下你的另一个独特的个性——通过孩子气的反应表现出来的内心特征。

 ### "自我训练"的治疗原则1

每个人都会通过孩子气的反应表现出遗留在自己身上的不安全感。

接下来我要讲的是关于詹娜的故事,通过她的故事你会更熟悉"自我交谈"的基础。詹娜是一名18岁的高中生,总是因为男朋友而焦虑,所以来寻求心理治疗。

迈克是个很不错的人,但我不知道自己为何不能相信他。我让他每天晚上打电话给我。他还以为是因为我太想念他,事实上,我是想知道他是不是待在家里。今年夏天他出去参加大学的足球夏令营,我觉得一定会发生什么可怕的事情。其实他从来都没有对我不忠,而且也说爱我。我也知道这样怀疑他很傻,可我就是觉得他会欺骗我。其实他很不错,而且从来也没有做错过什么,可我就是不相信他,这真是太疯狂了。我吃不下东西,整天都在担心,最近我常为了点小事就跟他发脾气。

詹娜的心理上缺乏安全感,不信任的特点使她孩子气地说了上述这番话。她没有反驳,甚至对这样孩子气的歪曲事实也没有挑战,而是毫不犹豫地接受。詹娜的孩子气发出声音,詹娜听到了,于是变得焦虑。

"自我交谈"是非常简单的方法,可以教会你三件事情:

①如何把消极的、缺乏安全感的思维同正常的、健康的思维分开。

②如何摆脱受不安全感驱使的思维而选择有益的思维模式。

③如何促进信心的培养。

用更客观和理性的思维来取代缺乏安全感的、条件反射式的、无效的思维模式,促进自我肯定和信心,这就是最平常的智慧。

 "自我训练"的治疗原则2

选择健康的思维方式。

实际上不需要你对自己说出要摆脱消极思维;是的,不用说出来。通过控制自己的思维来与自己交谈就行了,比如:"我没有必要非得忍受这样的折磨了!"然而,大多数时候,你的思维并不受控制,你的思维是在半清醒状态下,源源不断地条件反射式的幻想的一部分:"我觉得我要吃点东西……我好累……我明天不想工作了……"

现在花一秒钟来倾听自己内心的声音。你也许正坐在那儿想:"我不能再继续读下去了,我得去打那个电话。"你内心的声音鼓动和监控你的行动,促成你的反应,然后又激起你的感受。在上面的例子中,告诉自己该打电话可能会引起轻微的焦虑感。你可能会感觉有点紧张,坐立不安,没办法再轻松地专注于自己的阅读。这种细微的压力是无意中流过自己意识的想法所造成的:"我得去打那个电话了。"正是这样的想法使你不能再平静地阅读。此刻你不是生活在当下,而是暂时地来到了抽象的未来:打算起身去打电话。

"自我交谈"是直接的交谈。这样交谈的目的就是要将你从缺乏安全感的想法中扭转出来并要求你坚持更恰当的思维方式。几乎没有例外,其他的思维模式大多数都是不直接的。比如:"恩,咖啡闻起来挺香的。"这些都是不确定的曲折的想法。但是,这样还不算是受到孩子气的反应所驱动的不直接的想法。我想你一定体验过被恐慌或是愤怒的心情所控制的感觉。你从来也没有命令或选择这样的体验("是我让这样的话使自己心情不好……"),这样的体验就来了。焦虑和抑郁是对未加以控制的思维的反应,这些思维都受孩子气的反应所驱动。就这样发生了。

活在当下和穿越时空

不管你是在读书、看日出、听音乐,还是在和孩子们玩耍,只要你被不安全感吞噬,眼中看不到当下,那么你也就失去了享乐的机会,也就失去了和世界的真正联系。要么活在当下,要么不。比如,容易焦虑的人通常会活在对未来的恐惧的担心之中,很少顾及眼前。他们内心里(未加以控制的)条件反射式的声音可能会像这样:"要是我生病了怎么办? 那我现在的位子就保不住了。我所做的工作也就毁了。我知道自己马上就要病倒了。"而另一方面,抑郁的人,则是典型的对过去的失败和拒绝耿耿于怀的人。这样的人,也几乎没有活在当下。抑郁的人的内心独白可能会是这样:"要是我没有那样说就好了。现在有什么用呢? 完了,我完蛋了。"

可令人感到讽刺的是,过去和将来其实都不存在。它们不过是我们人脑的抽象能力所创造出来的事物罢了。从某种意义上来说,当我们陷入到这样的抽象之中时,我们是在时空中旅行(回到过去,前进到未来)。我们当然能够在精神上重新经历过去("我为什么要那么说? 她气坏了")或者是将自己投射到未来("他以后肯定忘不了这件事情")。虽然穿越时空挺吸引人,但唯一的现实就是眼下。

 自我训练的回顾

穿越时空是由于缺乏安全感而养成的习惯,它使你脱离了现实生活。

如果你焦虑或是抑郁,你就远离了现在的生活,是在令人烦恼的后悔和预期中穿梭于地狱。只是因为你没有意识到自己也可以说不，你的生活就充满了痛苦。"自我训练"的方法就是要改变这一切。

"自我训练"的治疗原则3

思维先于感觉、焦虑和抑郁。

与简单的条件反射不同，思维先于行动和反应，而且最重要的是，思维先于感觉。我们所拥有的思维实际上是以我们如何看待这个世界为基础的。这些感知都是我们从自己独特的经验中提取出来的结论。一个受虐待和受忽视的小孩从生活中所得出的结论与在关爱和尊重中长大的小孩会截然不同。比如，一个相对有安全感的人会很冷静地应对治疗期间的沉默时段，认为："现在还不是急于表达我所关心的问题的恰当时机。"而一个焦虑的人，可能在面对同样的沉默时，就会有非常不同的反应："他到底想我怎么样？他到底期待我说什么？我讨厌这样！"一个抑郁的人，在面对同样的沉默时，可能会得出这样的结论："我没什么好说的。我甚至没有办法好好地治疗！我真是一个失败者。"

我知道自己担心过头了，但是……

缺乏安全感、自我怀疑以及恐惧都会造成对现实的歪曲。我们来看看琳达的案例。从她的例子中，我们可以看出，典型的孩子气所造成的缺乏安全感的歪曲思维方式是多么容易让人感到困惑。琳达是一位24岁的母亲，多年来，她都在恐慌和害怕中挣扎。然而，到她女儿开始上学时，她就完全失控了，需要求助于心理治疗。

在这个世界上，最让我担心的就是女儿待在学校里。我敢肯定学校的后门是没锁的，谁都可以进学校。我知道我是唯一一个会站在那里看着孩子走进校园才会离开的妈妈。这几天，我发现自己老是开车经过学校。我知道孩子很好，但我就是觉得紧张。脑海里，这样的想法在飞速运转。"要是这样……或者要是那样……"我知道这样很蠢,但有时坏事就是会发生,难道不是吗?我怎么能肯定坏事会发生在我女儿身上?只有当她放学走出学校大楼时我才能平静下来。

琳达的想法有些极端,但她的例子的确说明,如果信息缺乏,再加上过多的不安全感,真是足以写成吓人的电影剧本了。琳达和你我并没有什么不同。之所以会出现这样的情况是因为缺乏信任(自信和对生活的信心),琳达让自己的关心和正常的焦虑持续地上升。她已经养成了歪曲的、缺乏安全感的思维习惯。注意她的想法,都是一些对未来混乱状态的预期(这样的状态恰好可以将焦虑定义为:对未来混乱的预期)。正如你所看到的一样,琳达显然深受其歪曲思维的折磨。如果你像琳达一样,控制不住自己老去想"要是怎样……",那你很快就会觉得自己的状态就好像小狗在不停地追逐自己的尾巴一样。不安的念头会产生焦虑,然后会产生更多的不安的念头,再然后会……你知道会发生什么的。

 "自我训练"的治疗原则4

缺乏安全感是一种习惯,任何习惯都可以摆脱。

琳达应当知道,如果不安全感支配了真实的一切,是要付出代价的。她付出的代价就是焦虑。"自我交谈"帮助琳达认识到她的不安全感有其独特的声音。事实上,不安全感还有其个性——在她的案例中,我们可以看到一个非常担心、害怕、不信任、悲观的个性。这样的声音,与她更理性、健康的声音不一样,是孩子气的反应。用"自我交谈"的方法,首先可以帮助她认识到是谁在同她讲话(是健康的琳达,还是备受折磨、孩子气的琳达),她可以做好准备,训练自己与这些歪曲的想法作斗争。用更理性的、积极的、直接的思维方式——"自我交谈",来取代过去的孩子气的思考。琳达选择了用更健康的方式。"自我交谈"强调对事情有更恰如其分的解读:"我要尝试着相信我的女儿会没有事——不要再想什么'如果怎样'。我只要离开她,就不要老是有那些愚蠢的念头。"就像琳达一样,你也会发现,一旦开始用"自我交谈"的方式控制和支配你的思维,焦虑和抑郁也就会失去其力量。

"自我训练"的治疗原则5

健康的思维方式是选择的结果。

你也许感到惊讶，不安全感、害怕、怀疑和不信任竟然有声音和个性。你惊讶是因为长期以来你都已经习惯了自己的破坏性的思维模式。你并不认为这样的思维模式是你性格的缺陷，反而把它看成是你的性格。当你说"我很抑郁"或是"我很沮丧"的时候，你实际上成为了抑郁和焦虑的诱因。反过来，如果你说"我的某部分很抑郁或焦虑是我个性中非常具有破坏性的部分"，那么，你就可以用一种必要的客观态度来了解自己的症状，就可以将自己从这些症状中解放出来。

不论是现在还是将来，你都不想得焦虑症或是抑郁症。固然焦虑和抑郁是生命中正常的、可以预期的部分，你也不应当让它们主宰你的生活。如果你正遭受任何一种破坏性的症状的折磨，要意识到自己不过是受害者罢了，是误导的，是受不安全感所驱使的，是想要控制生活的想法的受害者。不要被你自己的症状所误导。习惯不过是习惯，焦虑也就只是焦虑，抑郁也只是抑郁而已。这些都不是什么超自然的现象，并不是超越俗世、让你无法改变的东西，它们都不过是坏习惯而已。

 "自我训练"的治疗原则6

一个好的教练就是一个好的激励者。

开始行动：从超级马里奥那里学到的技巧

几年以前，我的孩子们曾邀请我和他们一起玩一种电脑游戏。我之前见他们玩过，是让游戏中的主角小马里奥在屏幕上做出诸如跨越、跳跃、躲避和快跑的动作。看起来挺简单的，但当我手拿控制器时，我才发现没那么容易。不要忘了，现在的孩子可都是伴随着电脑游戏长大的。而我小时侯，唯一能动的玩具就是那些上发条的玩具。所以我玩游戏时真是笨到家了。

孩子们并无恶意的责备反而刺激了我下定决心要掌握这没什么用处的技巧。所以下班后，我有时会溜到地下室里去玩上几分钟的游戏机。最开始，我觉得挺沮丧。就好像是用不熟悉的另一只手写字一样，我没法让马里奥做出我想让他做的动作。不管我多么努力地尝试都不行（这样做有时反而会适得其反）。过了大概一个月，我终于可以让马里奥准确地做出我想让他做的动作了！不知道怎么的，我的大脑、手、眼都可以很好配合了，马里奥变成了我意志的延伸。

你在最初尝试"自我训练"的方法时，可能也会觉得自己"笨手笨脚"。就和我玩游戏机的经历一样，你得试着去反复做那些自己开始觉得不自然的事情。要随时提醒自己，沮丧只是暂时的。从最初就要接受这样的事实："自我训练"的方法需要反复练习——练习得越多就越好，越早开始练习也就越好。从自己的努力中汲取经验。你绝对不会有任何损失，反而会有很大收获。

 自我训练建议

只要有机会，就要练习如何区分这三者的不同：有控制的"自我交谈"，受到不安全感驱使的无目标的条件反射式的想法和中性的、无目标的想法。下表可以作为例子来参考如何记录下这些经历。看看自己每天是否可以就每一类都能想出几个例子来。

无目标、中性的想法	无目标的（条件反射式的）缺乏安全感的想法	有控制的自我交谈
1. 一天应该结束了，我很疲倦 2. 多漂亮的落日啊！ 3. 我吃东西的时候感觉如何？好像不太饿	1. 太难了。我做不了 2. 为什么他想见我？我做了什么？天哪！ 3. 我的发型看起来太糟糕了，我不能去跳舞。我好想去死	1. 不，我不能放弃。我已经努力了很长时间了 2. 没什么好担心的，只是咳嗽而已 3. 到此为止了，我该去工作了

9 自我交谈的 3 个简单步骤

字典上将缺乏安全感简单地解释为缺乏信心或是把握。而大多数人会说,这是一种压力,经常会让人觉得不安全和可疑。你会怎么描述不安全感呢? 我觉得这是对未来的危险、攻击或是无助的一种预期,还伴随着不自信。不安全感有自己的声音(幸运的是,只有 3 种情况:怀疑、恐惧和消极),是通过我们所说的条件反射式的思维方式表达出来的。在引起焦虑和抑郁的条件反射式的思维中,孩子气的反应是其中的一种具体表现形式,关于这点我们已经在第 8 章讨论过。正是孩子气的反应让你的头脑中充满了怀疑和恐惧,使你不相信自己可以应对生活。孩子气的反应习惯固然有一定的强度,但相信我,没有你想象的那么强烈。而你长期受到这样的折磨,究其原因也只有一个:到目前为止,这样的本能都没有受到足够的挑战。采取以下 3 个步骤,你就可以终止那些剥夺你的自信和个人安全的腐蚀性的思维方式了。

自我交谈步骤 1:将事实与想象分开,学会倾听

步骤 1 并不复杂,需要的也只是练习。你需要做的就是先问自己这样一个简单问题:我是在对事实还是在对想象做出反应? 如果你同大多数人一样,缺乏安全感的习惯污染了你的生活,那么你有可能在无意识的情况下并不会注意到这样的习惯。又由于大多数的习惯在经过一段时间以后,都会让人觉得很自然,并不会意识到这些习惯对生活有所影响。比如,你正坐在去上班的公交车上,看了一下表,意识到自己可能会迟到几分钟。你就会想:"我的老板会怎么说? 她一定会觉得我不在乎。要是她觉得我以为她好欺负怎么办?

要是……"要是这些点滴的怀疑、担心和消极的情绪都汇集成了一连串的焦虑,你可能会感觉到轻微的头晕和紧张。"这样的感觉是心悸吗?"

当晚你又坐公交车回家,不过心情是开朗的。因为今天老板比你晚到1个小时,你又签了一个大单,还得知自己可能是升职的候选人之一。你打电话给最喜爱的餐馆预订了晚餐,现在想着自己要喝的那杯庆祝的酒。

一个星期以后,你又再次上班迟到了。这个时候你是否会回忆一下过去并提醒自己:"我上个星期都过得好好的,现在可不要让自己又陷入到折磨中去"。不,你不会的! 因为有缺乏安全感的习惯,你从过去的成功中学习不到什么经验。"是的,上周什么都没发生,可今天不一样啊! 我知道我肯定会有麻烦!"

那么,如果不安全感将我们挟持的时候,我们又该怎么办呢? 为了避免成为由不安全感所引起的怀疑、恐惧和消极情绪的受害者,你需要将事实与想象区分开来。事实是可以证实的,是客观的;而想象则不然。而且前面也提到,感觉并不是事实。如果你的老板告诉你,他对你交上去的备忘录不满意的时候,这就是事实,那么当然是需要关注的。而如果自己对自己说"我觉得老板不喜欢我",就是想象(我们把这叫做"读心术",就算是真的,在未经证实之前,这也只是想象)。如果总是把想象当成现实,那你就有受不完的折磨了。就像那个上班迟到的例子一样,有多少次,你所担心的、焦虑的或是预感要发生的悲惨劫数真的变成了事实吗? 实际上,它们很少会和由不安全感引发的想象一致。

只需要简单地审视一下自己"我所想的是事实还是想象",就会提醒你意识到自己是可以选择的。如果你一直都处在沮丧和不幸中,只可能有一个原因,那就是你过着毫无选择、条件反射式的生活。一旦你不把想象当成现实,并且意识到自己可以选择不焦虑、不害怕、不怀疑和不消极,你就可以改变整个人生态度了。

还有一个办法可以保证让你把事实和想象区分开来,你可以多问自己这样一个问题:"我所听到的这个声音是成熟的、理智的或是通情达理的吗? 或者是悲观的、过分情绪化的、孩子气的和缺乏安全感的? 究竟是我,还是我孩子气的反应在控制着我的想法?"

🧑 自我训练的回顾

所有孩子气的想法都是想象。

我们来看看劳拉的例子,她是一位 25 岁的学校老师,孩子气的反应让她自己吃了苦头。

上周我正在看电视,我的室友走过来将一张纸条扔在我的膝盖上,然后转身回房,还重重地关上了房门。纸条上写着她忍受不了我的邋遢。

我就坐在那儿,心里觉得一阵愤怒。我的第一个反应就是冲进她屋里给她说说自己的看法。好吧,我承认她说的是事实。我是很邋遢,但我从来不认为这与她有什么关系。她觉得自己挺完美。好吧,看来我们是得处理一下这个问题了。在我看来,她应该换个新室友!从现在开始,她得自己坐公交车上班了,因为我再也不会为她提供出租车服务了。你相信吗?她竟然会给我纸条!她竟然都不愿意面对面地和我交谈!现在,我们不讲话了。每次她走进房间的时候,我就走开。我不想表现得有礼貌。凭什么要我这样做?我要向她证明,她会为自己的行为付出代价的。我不在乎这样有多不舒服。如果她不喜欢,尽管离开。你可能会觉得她是个完美小姐。神经!你猜怎么着?从星期天以来,我就一个碗都没洗过,衣服扔得公寓里到处都是,浴室也一团糟——我也不打算改变现状!

劳拉看起来够成熟、理智或是通情达理吗?答案显然是否定的。劳拉的想法非常情绪化、孩子气,并且怀有恶意。这是典型的孩子气的反应,而她则听从了这样的反应。步骤 1 就要求她把想象与现实区分开,对自己的想法和反应做出评价。当劳拉第一次用步骤 1 挑战自己的时候,她发现自己在全力捍卫自己的孩子气立场,好像自己说的都是事实一样,她想起了不少室友在过去所做过的糟糕的事情。但是,因为劳拉感觉非常焦虑,她立刻就怀疑是自己孩子气的反应引起了现在的激烈想法。她最后也承认："是的,我的举动太孩子气了。如果我表现得成熟一些,我应该告诉她这样做有多伤害我的感情。或许我们还可以订个合约什么的。"

自我训练技巧

任何时候,只要感觉到自己焦虑和抑郁的症状加重,就要猜想一下,可能痛苦的背后正是这孩子气的反应。

我总是不断地碰到像劳拉这样的典型例子。在受到敦促的情况下,大多数人都能够分辨成熟和可笑的不同之处。相信我,就算不是别的,孩子气的反应也可能会很可笑。

如果你像劳拉一样困惑,那么退回到事情发生的时候,让时间来决定任何由于情绪控制而发生的事件,然后你再回头做出自己的评价。如果有必要,还可以重复这样的过程。孩子气的反应可能会掩盖事实的真相,不要被此愚弄了。事实上,你也能想到会有这样的情况发生的。一旦找到了窍门,你就会发现看清孩子气对自己的影响其实也不困难。只要盯着这个条件反射式的模糊屏幕看上几分钟,你就会很清楚了。事实上,你会变得长于此道,可以在自己思考的同时评估自己思考的特性。原则就是:如果这是孩子气的反应,那么就只是想象而已。

我们来看看下面的例子,看看你可以多擅长发现自己孩子气的反应。读一读每句话。如果你觉得是孩子气的思维模式(想象),就选择"是"。如果这句话听起来比较成熟,是理智的思考(事实),就选择"否"。答案在测试题后。

1. "好吧,他不想听取我的意见,那么我就保持沉默,看他觉得 是 否 怎样。"

2. "我永远都无法取得进步,我真是个失败者。" 是 否

3. "什么事情都不对劲,人人都在针对我。为什么偏偏是我?" 是 否

4. "她好几周都没来了,这可不像她。我在想是否有什么不对 是 否 劲。也许我该打个电话去问问。"

5. "他还没有打电话来。一定出什么事情了,也许他出车祸了。 是　否
   也许他现在正躺在路边的沟里呢。"

   答案:除了第4句话以外,其他的都是典型的孩子气的反应(缺乏安全感、夸张、歇斯底里和诸如此类)。如果对第4句你还不太确定的话,和第5句对比一下。第4句是一句理智的句子,而第5句的开头并非一个客观的问句,而是非常消极的评价:"一定出什么事情了。"紧接着这样消极的评价之后会是更多的歇斯底里的推测。

   尝试发现自己孩子气反应的个性是非常有用的。就好像是在生活中,你能从他人的言谈举止里很容易地认出某个人一样,一旦你意识到自己有这样的个性特征,也就会很容易地预见到自己的孩子气反应。以下列出的内容可以帮助你来鉴别:

   ■ 你曾经遇到过哪种表现形式的孩子气反应? 问问你自己,你心里的那个"孩子"听起来是否有这样的特征:缺乏安全感、抑郁、被宠坏了、恐慌、害怕、闷闷不乐或是目中无人?

   ■ 典型的环境会造成孩子气的反应,了解这一点会很有用。比如,压力、对抗、并无外界冲突的漫无目的的焦虑和抑郁、对冲突和对抗的预见、害怕失去控制、难以保持控制状态,等等。

   ■ 特别是要找出自己孩子气的反应是如何与周围的其他事物纠缠在一起的,是属于哪一类型:担心、杞人忧天、过分消极、社交冷淡、有负罪感还是充满敌意?

   ■ 在孩子气反应的个性基础之上,看看是否可以用一些简单的描述,或是用命名的方式来说明自己孩子气反应的实质(比如,胆小的玛丽、充满敌意的哈里、杞人忧天的丹、满腹牢骚的旺达、孤单的露易丝,等等)。

   很久以前,我就发现,在与自己的不安全感相处的过程中,用"不安全的声音"和"歪曲的思维"这样的描述都还不够有效。你越能够栩栩如生地描述出自己孩子气反应的特征,越和这些特征亲近,你也就越能快速地辨别出孩子气对思维起到的坏作用。

   记住,孩子气的个性和你的外在个性一样,都有许多种表现形式。比如,

你的孩子气可能一会表现为惊慌失措,一会又表现得鲁莽冲动,而再下一分钟又表现得无助和绝望。正如任何个性都具有许多特质一样,孩子气个性也是一幅许多不同表现形式所组成的拼贴画。看看以下列出的表现形式,有没有自己觉得很熟悉的(注意:楷体字所描述的特征会在后面的章节中讨论)。

惊慌失措的孩子:坚定的悲观者相信天总会塌下来;焦虑,经常伴有潜在的抑郁症(自寻烦恼的人、缩头乌龟型的人)。

害怕的孩子:害怕,总是很担心;总是想"要是……怎样"的人;经常焦虑,离抑郁症也不远了(自寻烦恼的人、缩头乌龟型的人)。

喜欢操控的孩子:控制和喜欢操控(受难者和变色龙、政治家和外交官)。

喜欢欺负他人的孩子:通过挑衅和胁迫来达到控制;非黑即白,先入为主的思维方式;麻木不仁(刺猬型的人)。

歇斯底里的孩子:崩溃,等待他人援助;过分情绪化;焦虑和抑郁(自寻烦恼的人、控制型的人)。

完全被生活击倒的孩子:觉得活够了;没法再活下去的态度;通常很抑郁和焦虑(自寻烦恼的人、缩头乌龟型的人)。

闷闷不乐的孩子:我就是不幸;"看看我是个多么可怜可悲的人";抑郁(受难者、缩头乌龟型的人、自寻烦恼的人)。

冲动的孩子:非黑即白的思维模式;缺乏耐心;随时需要控制——现在就要;焦虑和抑郁(自寻烦恼的人、缩头乌龟型的人)。

顽固的孩子:"要么照我说的做,要么不做"的态度;容易发脾气(政治家、刺猬型的人、完美主义者——明星型、控制型的人和极端狂热分子)。

无助的孩子:过度依赖;黏人;希望他人援助;焦虑和抑郁(自寻烦恼的人、缩头乌龟型的人)。

无望的孩子:害怕麻烦,什么对我都没作用的态度;悲观;焦虑(受难者、缩头乌龟型的人)。

摆脱生活中的焦虑和抑郁的最关键的一步就是要学会将事实与想象区分开来。那么,一旦发现是想象,该怎么办呢? 很简单:不要听从自己的想象! 这就是我们第2步要做的事了。

自我交谈第2步：摆脱条件反射式的思维模式

"自我交谈"的方法不仅仅可以使你通过"交谈"摆脱焦虑和抑郁，还特别能使你学会如何与自己交谈。比如，这样一个念头跳入到你的脑海中：我想吃一份冰淇淋，但我又知道自己正在担心体重。所以这时候你也没什么太多的选择，其中一个选择就是听从自己的想法，去吃冰淇淋，在这样的情形下，你就放弃了自己要减肥的决心，而是让自己听从冲动的驱使去吃了这份冰淇淋。因此，你就让自己的想法破坏了想要减肥的健康的愿望。另外一个选择就是对自己说："我的确很想吃那份冰淇淋，但是我知道自己正打算减肥。不，我一口都不能吃。"在这样的情形下，你拒绝了自己的想法。

拒绝自己某个特定的想法，诸如"不，我不能看电视，我现在得先把这些清单处理好"或者是"不，我不能再喝了，我得开车"等话语都是我们非常熟悉的。我们经常都在说"不"。然而当我们要应对像担心、反思、负罪感或是焦虑等抽象的折磨时，为何我们会对说"不"那么诧异呢？主要原因是由于缺乏安全感，使你条件反射式的、习惯成自然的把自己看成是被动的受害者，就默认自己无力去做任何事情来摆脱这一阵阵的怀疑、害怕和消极的情绪。在生活中，我们就让不安全感逼迫自己陷入到抑郁和焦虑之中去。步骤2就是要让你狂奔的反射式思维停下来。

筑巢

我的祖母曾经说过一番很棒的话："你没法不让小鸟飞进你的头发，但是你可以不用帮助小鸟在你的头上搭个窝！"在最初，你可能没有办法阻止不安全感渗透进你的意识，但是你没有必要为第2个、第3个甚至第4个想法搭建起巢穴。这些想法你都可以消除。可能正是因为反射式的思维方式已经让你习惯成自然了，你在没察觉的情况下已经变成了一个筑巢的人，而你没有意识到自己是可以选择不要成为问题的一部分的。"自我交谈"可以让你知道，你没有必要让自己毁灭性的条件反射式的思维模式变成灾难。

焦虑和抑郁：自生的问题

下面这个带有隐喻的故事可能会改变你的生活。当我还是个孩子的时候,我有一辆装有动力前灯的自行车。其动力装置包含有一个小型的、突出的圆柱体,与轮胎相摩擦。当你蹬自行车的时候,运动的轮胎会带动这个突出的圆柱体,就会产生电力使前灯的灯泡发光。当你停止踩脚踏板的时候,灯泡就会闪烁不定,而后熄灭。焦虑、抑郁或是恐慌都是你自行车的前灯,只有踩踏板的时候才会发光(也就是,你用条件反射式的思维的时候)。如果觉得痛苦,你一定要明白,除非你给予焦虑和抑郁动力,否则它们是不存在的。除非你制造焦虑和抑郁,否则是没有这样的东西的。停止踩脚踏板,不要再出现那一阵阵的条件反射式的思维,就好像自行车的轮子会渐渐停下来一样,焦虑和抑郁也会慢慢地暗淡下去,闪烁不定,最后熄灭。这样的行为值得你反复去做。就好像自行车的前灯,只要你不再踩踏板,灯就不会亮,如果你自己不产生焦虑和抑郁,它们也就不存在。正是因为这个原因,"自我训练"并没有把焦虑和抑郁归为疾病的行列。疾病是发生的,而习惯是你自己养成的。这样简单的区分可以改变你的人生进程。

让飞奔的条件反射式的思绪停下来

步骤 2 要求你能够从不安全感的控制中重新夺回自己的生活。其要点就是,做出坚定的举动或是有坚定的决心,要下定决心不再产生那些容易造成不安全感的想法。这样做并不复杂,但是,因为你是自己孩子气反应的受害者,可能会发现自己很难保证让飞奔的条件反射式的思维停止下来。"我就是没法不担心"是最容易听到的哀叹。既然孩子气的反应让你觉得自己是受害者,让你觉得无力,你就会想要找到某种"神秘的"咒语来解决问题,将自己从痛苦中解救出来。到书店摆放励志类书籍的区域去看看,你就会发现很多书都宣称自己找到了幸福快乐的答案、秘方或是公式。

在寻找对抗焦虑和抑郁的方法中,我们会容易受到欺骗,认为自己现在还在受折磨的原因是我们还没有找到这样的方法,或是还没有读到,甚至是还没有人告诉过我们这样的方法是什么。令人感觉到有讽刺意味的是,大多数人都没有想到要去自己的内心寻找。正是因为这样,也就难怪为什么我们会曲解了自己真正需要什么东西。我经常觉得病人们进到治疗室,通常是并不想做任何改变的。他们只是想让自己变成一个更好的神经质的人!"我并不希望改变试图做到十全十美的心情,我只是想知道如何不要这么焦虑。"我们也希望心理治疗能够起作用。如果你真的想要远离焦虑和抑郁的话,必须接受3个事实:

①你必须挑战有谁可能帮助你的神话。

②你必须负担起改变所需的责任。

③你必须相信你自己真的有选择。

视觉效果很有用

你可能听说过,一幅图片胜过千言万语。当你陷入条件反射式的思维中,处于一片混乱的时刻时,脑海中勾勒出一幅画远比分析和理解的千言万语都要来得管用。从现在起,不要再想从外界寻找轻松的答案,或是更糟糕的,也不要再想会有谁来拯救你。当你孩子气的反应在妨碍你的时候,不要去理会,不要觉得"我做不了"!相反的,要意识到现在正是你自己让这些飞奔的不安全感的思绪停下来的时候了。在电影中,如果主角希望火车紧急刹车,他要做的就是紧紧抓住从天花板上垂下来的紧急扳手,用力一拉。要是你的思绪开始信马由缰的话,不妨假想有一个亮红色的扳手,就垂在你的面前,用力拉吧!然后,用自己的决心和力量,大声地说:"停!"

假如你现在正为是否能升职而感到焦虑和恐慌时,你可能会告诉自己:"也许我不够聪明,没法担起更多的责任"。对这句话可能会引起两种反应。最初出现的具有破坏性的反应可能是放任自己缺乏安全感的习惯,让自己的思绪像火车一样飞奔,可能会出现这样的想法:"我在和谁开玩笑啊,大家迟早都会发现我是个失败者。要是我把事情弄砸了,又被记录入档案了,我该怎么办?要是……该怎么办?"诸如此类的想法会搞得你半夜睡不着觉而起来踱步。这就是我们如何制造焦虑或者抑郁的过程。

第二个选择就是首先分清事实和想象,然后拉动紧急刹车,不要让我们条件反射性的思维所造成的思绪的火车再驰骋下去。比如,当第一个念头跳进你的脑海("也许我不够聪明,没法担起更多的责任")时,你就应该立刻辨认出这是你孩子气的一面。既然你已经知道所有孩子气的想法都是想象,你就应当在脑海中出现紧急刹车的画面,用力地扳动刹车,喊"停!这并不是事实。

我知道我能认识到这一点。我没必要听从自己的孩子气。"

拉动紧急刹车说明一件事:坚定的行动或是坚定的意志。你拒绝在自我毁灭的道路上再多滑动一寸了。也许你非常熟悉这一切,只是不太确定而已。我相信你一定有很多次都尝试过要阻止自己那信马由缰的破坏性的念头了。你可能也想过要让自己充满力量,对不安全感说不,但就是没办法做得到。这不光是想到要去扳动紧急刹车,重要的是真的尽力去做。这也就是为什么耐克公司的市场推广人员会用这句广告词了"就去做吧!",而不是"去想想看再做吧!"我们从耐克公司得到了提示,当你要对破坏性的条件反射式的思维方式说不的时候:"就去做吧!"这也就是我喜欢用"训练"这个概念的原因。我发现大多数的人如果有足够的时间、充分的教育和鼓励,是可以训练(比分析更胜一筹)自己的,可以使自己从软弱无力到充满力量。就像是挥动鞭子,就好像是训练自己信心的肌肉,你总要面对敢于迎接挑战的时候,就去做吧,不要再当条件反射式的思维的受害者了。

 自我训练建议

有一个办法可以锻炼信心的肌肉,让你不再出现条件反射式的思维。在一天之中,找寻一下自己是否有想推迟、耽搁或是避免去做的任务。比如,"我呆会儿去做(例如:处理账单、打电话、洗碗、洁牙等),我先休息一下。"为了能够训练自己的肌肉,你应当把这些任务都看成是机会。要想知道自己不是软弱无力的话,那唯一的方法就是去证明这一点。让你自己动起来,就去做吧。

对这样的尝试而言,你没有任何借口。你必须身体力行。最开始的时候可以尝试做一些简单的身体上的挑战,比如做每日例行的杂务。随着信心的增强,用同样的方法来使自己摆脱条件反射式的思维。一旦你开始认识到是你自己,而不是孩子气的你,可以对自己的生活发出指令的时候,你就会明白一个更大的真理,所有的事情都是有选择的。你必须学会如何发挥自己的意志。

换频道

还有另外一个用视觉的办法,我觉得和拉动紧急刹车一样有效,我将其称为"换频道"。

"换频道"的方法是一种唾手可得的技巧,可以帮助你忽略自己的孩子气反应。假设你正在听广播,播音员正在夸张地发表着关于全球变暖的危害的演讲。你坐在起居室,感觉很紧张。你接着听下去,发现自己的情绪变得越来越焦虑。最后,你实在受不了,于是拨动指针搜寻到另外一个台,播音员正在预报周末可能会有温和的天气。你觉得放松了下来。

每一个广播播音员都代表着你自己思维中的变化——积极向上的、消极沮丧的或是中立自然的。你听从脑海里的声音和听广播没有什么区别。意识中的自我能够对你的能量加以引导,变成坚定的行为或是坚定的意志,所以用"自我交谈"的技巧,你就能改变频道,收听到更适合的节目。你选择所听的节目就会对你产生影响。你不喜欢现在听到的内容吗?那就换个频道吧。一旦你找到了它的诀窍,就会发现这是多么的简单。

克利,是一位40岁的接待员,发现"换频道"的方法拯救了她的生活。我请她为我们的书记录下自己的经历:

> 我曾经在生活中是个凡事都想控制的怪人。去年冬天我因为咳嗽去看医生时,惊讶地发现我的血压很高,非常高。医生希望我立刻开始吃药。"不可能!"我脱口而出。如果我真的是血压高,我自有应付的办法。自律对我来说从来都不成问题。那么现在究竟是什么问题?我读了医生给我的几本小手册,就离开了。我开始散步,减重了几磅,减少盐的摄入量,自己在家里量血压。不幸的是,血压指数仍然很高。我所做的一切好像都没什么用。有一次我的血压读数是215/120!我觉得好害怕。我做的一切都没有用!

> 于是我开始浮想联翩。"我可能要死了。我该怎么办?我的后半生可不想靠药物来维持!"我越恐慌,就越疯狂地努力,我的血压也就越停留在高点。我练瑜伽,不再抽烟,每天早晨从散步增加到慢跑……但什么方法都没用。我开始变得更沮丧,觉得自己真的失控了。一想到我没有办法陪伴在女儿身边看她长大,也永远等不到退休……我就没法入睡。在他人面前我显得情绪暴躁,不耐烦。我开始头痛,但我又不能去看医生,因为医生只是希望我吃药。

这就是为什么我来心理治疗的原因。最初，我是觉得能做点什么改变自己焦虑的状态，就挺让我高兴。因为在医生给我的小册子上提到，压力是造成我血压高的原因之一，那么参加心理治疗看起来就是应该采取的行动了。我发现你们在治疗中提到的"换频道"的方法正是我所需要的。最初，我是想看看自己的广播里有多少个频道。只有 3 个：惊慌失措的频道；心烦意乱的、中性自然的频道；"我必须要去做某事"的控制的频道。在通过"学习控制"和"自我交谈"以后，我意识到自己受思维的限制——受我自己频道的限制。我增加了第 4 个频道："发现事实"的频道。

"发现事实"的频道要求我不再顽固，并尽力去探寻所有其他可能，而不仅仅是我的那 3 个频道中的某一个。我去血压专家那儿就诊咨询，惊奇地发现最近有一些新药几乎没有或者只有很小的副作用。我以前总认为降压药会让人成天想睡觉，整晚跑厕所。现在我告诉医生我会考虑采纳他的建议。

第二天早晨，在我出去跑步的时候，我的"惊慌失措的频道"的声音特别清晰大声："不要让步，你不能在接下来的后半辈子都靠药物度过。"我知道这样的焦虑不过是自己孩子气的反应，于是使用了"自我交谈"的方法，决定不理会这样的声音——我将频道调开了。我换到"发现事实"的频道。"好的，我也不想吃药，但是高血压会对我的身体造成什么样的影响？在我一直不做决定的时候，我其实是在伤害自己。呆会儿跑步回去，我就要好好地研究一下那种药。"好了，我真的成功了，我真的换到了一个更理智的频道，并听从了理智的声音。但是后来，无意中出现的第 5 个频道真的是让我大吃了一惊。

第 5 频道，现在我称做"莫扎特频道"，是一个放松的频道。我最初意识到这个频道的存在是在我决定要考察那种降压药以后，当时我感到了一阵平静。忽然之间，我忘记了自己的恐慌。我居然一边欣赏开满花的行道树，一边完成了慢跑！这对我来说还是头一次。我一直都将自己的脑袋塞得满满的，居然没有意识到春天已经来了！

现在,不论什么时候,只要是不安全感或是恐慌让我发狂的话,我就会调到"莫扎特频道"。当我收听这个频道的时候,我就让自己从意识中抽身出来,观察自己周围发生的事情。我已经学会了关注颜色、声音以及那些不需要用到思考的事物。

我最后决定采取药物治疗。我决定先尝试一个月左右,采取的是紧张素转换酶抑制剂的药物治疗。正好是某天下午比较晚的时候,在吃过晚饭以后,我拿出血压计一量,惊得我差点从椅子上掉下来。长期以来我的血压读数都在 200/110,或是更高,而现在却只有 116/80!这可能吗?才几个小时就可以这样?

现在我服药已经超过 3 个月了。我也很少再去收听我的"惊慌失措的频道"了。我也很少去收听"发现事实"的频道。并且我总是尽力从那个控制的频道调开。但是"莫扎特频道"已经成了我的最爱。在很多情形下,不仅仅是恐慌的时候,我都会用到。有时候,当我感觉有点低落,觉得悲伤,或者只是有点不高兴,我都会转到这个频道,将它与我的世界相连。

自我训练的回顾

"自我训练"依赖于"自我交谈",当你觉得头脑中的想法伤害到自己的时候,"自我交谈"可以教你如何换个频道。为什么要摆脱那些想法?因为你自己可以选择,那么为什么不让自己感觉好点呢?

饲养鸽子

还有最后一个我挺喜欢的视觉效果,也是挺管用的。我把它称作"饲养鸽子"。

假设某天你决定到院子里放松一下,读读报纸。突然注意到有一只可爱的小鸽子正在四下乱转,四顾无人地啄食。下意识地,你会从自己正在吃的三明治上扔些面包屑给小鸽子。第二天,你又来到院子里,没过几分钟,那只小鸽子朋友就出现在你身边了。你于是满怀热情地多扔了一些面包屑。到周末的时候,你发现自己的院子被成百上千的鸽子淹没了,到处都是飘落的羽毛、鸽子粪便和让人心烦的咕咕声。

你打电话给我,问:"我该怎么办?"我问:"你是不是喂过鸽子?""是又怎么啦",你浑然不觉地问。我尽力控制住自己的绝望,回答说:"那么就不要再喂了!"

如果你任由自己条件反射式的思维方式涌入到你的生活中,让自己的生活充满了不必要的担心、害怕或是否定,那么你就是在喂养不安全感的鸽子。如果坚持喂养这不安全感的话,那么你就要忍受折磨了。从现在开始,随时警惕脑海中的鸽子的形象,一旦你发现自己又陷入到条件反射式的思维模式时,就提醒自己:"不要再喂养鸽子了!"

我现在觉得自己比以前聪明了

只要稍加留意,你就会发现你的孩子气的反应混合了消极、害怕和对控制的持续不断的追求,这是多么的可笑。最后,当你回头看时,你才会惊讶地发现自己是那么地容易受骗。一旦习惯了抛弃那些条件反射式的思维模式,调开这些频道,你就离完全抛开那些纠缠在一起的念头不远了,就会很快意识到自己真正力量的源泉:成熟健康的自我。

杰伊,是一位最近才退休的商人,他记录下了如下内容:

　　我一直都觉得自己有什么不对劲。有的时候,我会发现自己在想一些恐怖的事情,于是尽力不去理会。昨天发生的事情就是一个很好的例子。当时我正坐在电脑前,我伸手去抓挠身体侧边的时候,突然吃惊地感觉一阵疼痛。我的肋骨非常疼。我又摸了一下,确信一定是哪儿不对劲了。我就对自己说是有什么不对劲了。要是癌症怎么办?我开始担心起来,但是也意识到自己正在做无谓的担心,而且是把事情往最坏的地方打算。我知道这是我孩子气的反应在作怪,让我惊慌失措,变得歇斯底里。我将手从疼痛的肋骨上拿开,告诉自己不要再可笑了。我拒绝理会头脑中的声音,一遍又一遍地重复："不要理会,这不过是你内心中的可笑的孩子气。"这还真管用!我不知道自己和心里的那个可笑的孩子斗争了几回,但最后还是奏效了。我完全忘记了我的肋骨。

当天晚上晚点的时候,当我脱衬衣时,我又想起了自己疼痛的肋骨。你知道吗?我记起前天我去体育馆上过瑜伽课,当时我试图做出看起来不太可能做到的"三角式"。可能我当时拉伸得太厉害了。我很高兴自己战胜了孩子气,因为如果我当时因为恐慌而去看医生的话,一定显得特别像个傻瓜。

杰伊和我的许多病人一样,都非常典型,他们需要花点时间才能发现耐心和坚持是有所回报的。以前,孩子气的反应一直都没有受到质疑。如果没有意识到它的存在,大多数人不仅会让这样的反应控制自己,还有可能陷入到歇斯底里中去。比如,要是杰伊没有意识到"自我交谈"的训练方法的话,他可能就会接受自己患癌症的想法,就会为自己悲惨命运的猜想再增添新内容:"还会有什么呢,一定是癌症!""我可不想死!"你的孩子气最不想看到的就是自我帮助。

自我交谈步骤3:随它去

现在,让我们用步骤3,运用一点心理柔道的方法来消除不安全感给你的生活带来的有害影响。柔道是一种古老的日本武术,强调力道永远不能和力道相遇。步骤1和步骤2都是比较激进的方式,是思考(将事实与想象区分开来)和行动(积极地阻止条件反射式的思维),而步骤3恰恰相反。那么什么是和思考与行动恰好相反的呢?就是随它去,什么也不做。虽然这听起来有点像矛盾修辞法"无为而有为",但我过去患病毒感冒的经验可以作为一个很好的例子,来证明这一看似矛盾的说法。

几年以前,我一个姐妹的丈夫罗恩和我买了去看纽约巨人队决赛的票。我和罗恩的长久友谊要追溯到高中时候,当时我在橄榄球队里踢四分位,而他踢进攻后卫,所以一起去巨人队的主场看比赛成了我们长期的保留节目。想到比赛前还有一顿美食野餐,真的是又加深了我们对过去橄榄球比赛岁月的无比怀念。

不幸的是,在一场重大比赛的那天早晨,我起床时觉得自己的喉咙疼得好像吞下了碎玻璃一样。我全身从头痛到脚,眼睛也困得睁不开。感觉糟透了,好像要死了一样。但是一想到我们保留节目的重大意义,我就尝试着艰难地开始洗漱,刮胡子,穿上冬天的装备。从没有哪一次像现在这样,我一点儿都没有想到那些持续不断的念头:"太疯狂了,我应当立刻回到床上去。我觉得很难过!"

虽然有这悲惨的开头,我后来却惊奇地发现,不,是震惊地发现,那天我觉得特别棒,这美好的一天还因为有了美味的食物、绝妙的搭档和最后一分钟巨人队那取得决定胜利的触地得分而显得更加美好。当晚开车回家的路上,我震惊地发现自己又感觉"病了",又感觉到了疼痛的喉咙、堵塞的鼻子,浑身疼痛,虚弱无力。但今天白天这些症状都到哪儿去了?这就是我想要告诉你的重点。这些症状哪都没去,还在那儿,但是我在某种程度上试图忽略它们。尽管当晚因为病毒感冒我觉得意识模糊,但至今还是能满怀敬畏地想起我的精神上那不可思议的力量。你可能也有过这样头疼脑热的经历:如果你太关注自己的症状,就会觉得备受折磨。反过来,如果你能忽略这些症状,你就不会觉得痛苦。

因为焦虑和抑郁的条件反射式的思维,你可能会觉得焦急、惊慌失措、心烦意乱、没有希望、挫败、没有价值、无能为力。如果你关注这些症状,集中注意力于此,就像是在头疼脑热的时候过于关注自己的症状一样,痛苦会被放大。但如果你不理会这些症状,忽略他们,随这些想法去吧,你就能将自己从生活中的折磨里解脱出来。病毒感冒是身体上的疾病,所以忽略疼痛的嗓子和昏沉的头脑只不过是在主观上让自己减轻了痛苦,并不是治愈了疾病。而另一方面,焦虑和抑郁,只不过是习惯而已,如果你有系统地忽略它们,它们自然会慢慢崩溃。记住:焦虑和抑郁的症状需要你,你的关注,才能影响你。如果没有你,就不可能有焦虑或者抑郁。

为了能够持久,焦虑和抑郁需要你全神贯注于你自己的症状。"为什么我总是这么沮丧"或者"要是我的焦虑症又再复发怎么办"这样的全神贯注使不安全感将你的注意力内化,使你的头脑中充满了怀疑、害怕、消极,而这些情绪都是与条件反射式的思维联系在一起的,因此就使你在不知不觉中变成了你自己的折磨的受害者。正如我前面提到过的一样,要说到习惯,你要么让其滋长,要么让其消亡。步骤3"随它去",就是让焦虑和抑郁消亡的精华形式。

要想认识到自己是如何让焦虑和抑郁的习惯滋长出来的,需要我所说的熟练的意识。亚历克斯惊奇地发现自己的好奇心是让坏习惯滋长的原因:

> 我就是不明白,看起来好几天我都没有出现任何焦虑和恐慌了,感觉完全正常,然后,当我告诉自己:"我最近真的不错。我想知道是否这些不错的感觉会持续下去。"哇!我开始变得焦虑了。我没有让焦虑滋长,至少我没有意识到。好像不知道从什么地方就冒出来了。

在亚历克斯问自己"我想知道是否这些不错的感觉会持续下去"时,他就已经将注意力转向了焦虑。他变得好奇起来,想知道他是否会继续感觉不错。如果他有足够的信心,就不会对此有所疑惑;他只是这样假想。我之所以提到亚历克斯的挫折,是因为他的例子很好地说明了让坏习惯滋长并不总是那么明显,不会总是诸如"我知道自己在神经上有问题"或者是"我就是一个失败者"等表现形式。让不安全感滋长可能真的会很微妙,所以这就是为何学会"随它去"的方式很重要的原因了。

👤 自我训练的回顾

记住不安全感的三个警告词:怀疑、害怕和消极。当处在怀疑中时,问自己:"我自己是在怀疑、害怕或是消极吗?"如果是,则有可能是在让这些情绪继续滋长。

👤 自我训练的足智多谋

在第9章,你会看到一个完结的概念:反应灵敏的生活。这是"自我训练"中的一个重要元素,曾经我还考虑过要将其列为"自我交谈"方式的补充步骤。

9
自我交谈的3个简单步骤

在经过仔细的思考之后,我意识到这是一个几乎可以用破折号连接的步骤:随它去——反应灵敏地生活。这两者几乎是同时进行的,我意识到,在你确定自己的努力没有受到不安全感的影响之前,反应灵敏的生活需要强大的"自我交谈"作为基础(这也就是我为何选择将此作为我的计划中的完结部分的原因)。我之所以在此提到这一点是因为我希望你能对整个计划有一个充分的认识:"随它去"和"反应灵敏的生活"构成了这个公式的精华,可以保证让你的焦虑和抑郁消亡。

 自我训练建议

有两个词可以拯救你的心灵生活

当心理上出现挣扎时,早就安排好的"自我训练"的计划和努力又会再次受到情绪混乱时候的干扰,这样的情形很常见。比如,你可能会在开始时告诉自己:"我没有什么好担心的,他说过他不会离开我",可才几分钟以后,你就发现自己陷入了焦虑和恐慌之中,"要是他真的离开我怎么办呢?我该如何应对?我觉得不能呼吸了。"当你在激烈的情绪中苦苦挣扎的时候,记住一个简单的标语,这可关系重大。从现在起,当你觉得自己被不安全感搞得分不清方向的时候,负起责任来,自信一点,集中精力,告诉自己"停下来,放弃"。就这两个词,你就可以让飞奔的条件反射式的思维停下来,然后放弃这样的思维。随它去,停下来,放弃。

如何在恐慌来袭时幸免于难

退潮流是离岸时非常有力的水流。毫无戒备心的游泳者在此刻还沉迷于冲浪运动,下一刻可能就被卷进了大海。在海洋中,退潮流可能就是杀手,它所制造的事端占救生员营救情况的80%还多。将恐慌想象成退潮流,是其将你带离稳定和安全的海岸线。就像退潮流来袭一样,你的生活可能会在一瞬间从平静变成混乱。如果你遭遇恐慌的袭击,步骤3可以成为你生活的保护者。接下来我来解释原因。

如果你是被退潮流卷走的没有戒备心的游泳者,那最糟糕的事情就是与之搏斗。洋流的力量会很强大,让你所有的努力都无济于事,让你筋疲力尽,疲惫不堪。为了能在退潮流中幸免于难,游泳者需要放松下来,保持精力,随洋流漂浮,直到自己获救为止。如果一阵恐慌袭击了你,你所做的最糟糕的事情就是让想法胡乱游动,让自己筋疲力尽,这在无意之中就滋长了恐慌。相反,要尽量意识到,当自己处于恐慌之中时,并不是要弄清楚发生了什么事情或是给予回击的恰当时机。而此时应当随着这焦虑的退潮流漂浮,直到潮水退去。任何退潮流都会渐渐失去其力量,松开被卷入其中的游泳者,恐慌也是一样,特别是没有条件反射式思维的滋养,它也会慢慢消退,最后也会放过你。你越是对抗,越是激动和有不安全感,你就越容易成为受害者。

"自我训练"最终将会增强你的能力,消除引发恐慌的因素,但是在你能真正做到之前,要记住这一简单的智慧:少即是多。大多数的人,在身处恐慌的时候都会想:"哦,天哪,我到底怎么了? 太可怕了! 我应付不了。我需要帮助。"要是你在这些想法面前屈服的话,你就和那些在激流中恐慌的、崩溃的游泳者没有什么两样了。不要被你的恐慌感觉所蒙蔽,觉得要说服自己非得做什么才能活下来(掌控局面)。下一次你若是再被恐慌所袭击的话,在脑海中描绘出一个冷静的、有知识的游泳者,他知道漂浮在水面远比与洋流搏斗更有意义。在你获得更多的信心和将恐慌从生活中消除之前,用"自我交谈"的步骤 3 来应对你所遇到的任何恐慌的洋流。

变得有创造力

"自我交谈"的第一步就是区分健康的思维(事实)和孩子气反应式的思维(想象)。然后,用第 2 步,拒绝理会想象中的声音。现在,用第 3 步,你已经准备好了"飞跃",就算出现条件反射式的思维,也随它去吧。

虽然"自我交谈"的方式是以按部就班的顺序呈现出来的,但在实践中,你会发现,将其看成是一个更流动、方向明确的概念会更有用。玛丽的例子就充分说明了如何可以创造性地运用这一技巧。

不论什么时候,只要不安全感污染了你的健康自我,你就会感觉分不清方向。"自我交谈"之所以有效是因为它能帮助你明白区分你自己和你的不安全感的必要性。一旦你明白了这样的区分,你就能指导思维,将自己的人生从条件反射式的思维中夺取回来。

你准备好了吗？

"自我交谈"的技巧需要练习，练习，再练习——抓住一切机会练习。但是，没有必要对自己的训练过于强迫和呆板。要有"有什么方法就用什么方法"的态度，经过一段时间，你的进步和领悟会逐渐积累起来的。不要太心急，要耐心一点，要尽力相信训练计划。我几乎可以肯定地告诉你，孩子气的反应会破坏你的努力。可以预见得到。记住，你的不安全感只会让你神经质地想要掌控生活，而肯定不会给你带来任何转变的希望，特别是不会带来我为你准备好的剧烈改变。

如果因为抑郁，觉得训练会把你打倒，让你害怕，那么耐心一点。另外，如果焦虑让你觉得自己总是在担心进展够不够快，那么，也耐心一点。在接下来的几章里，你会学到很多让自己每天的训练充满动力和持续下去的方法。从现在开始，不放过每一个努力的机会，不管是多么微不足道和多么稀少罕见。要不断地提醒自己，因缺乏安全感而扭曲的思维方式是不可能在客观现实中冷静的、清晰的光线下繁荣生长的。

把自己的训练看成是在拼图游戏里收集拼图块。所做的工作很简单，就是在这里添一块，在那里加一块——凭借着自己的洞察力、观察力、直觉——从自己那孩子气的反应所歪曲的、缺乏安全感的思维模式中不断积累信息。鼓励自己关注你的个人拼图的图块收集：了解在你出现焦虑或是抑郁之前的那些歪曲的想法、感觉和观点。就好像是一幅拼图，虽然一时半会儿还看不出图画，但也许拿来下一块拼图块——那么，就拼出来了！图片自己就显现出来了。同样的，客观的、健康的现实会突然从歪曲的迷雾中跳出来。记住，不要有压力，没有时间限制。只需要专注于计划，真相就会展现出来。

虽然在接下来的章节中你也会学到很多有用的信息，但在目前，你还没有完全准备好要开始"自我交谈"的实验。大多数在你脑海中出现的信息看起来都很有逻辑，特别是当你还处于激动情绪之中时，所以通常情况下，你都有必要将你的方法个性化。有的人喜欢在一天结束的时候用磁带记录下一天的结果,或是用磁带来录下自己真实的谈话,用变换声音的方式来代表缺乏安全感的声音和健康的声音。另一些人喜欢用朴实的方式来区分事实和想象:用一个不断记录的、两列的清单;一列用来表示"我应当意识到的事实"和另一列"把我绊倒的想象"。我还有一个病人,喜欢用画草图的方式。她的漫画给人留下了深刻的印象,有的画面是一个小孩子在大喊大叫,跺着脚;而另一幅画里,又是一个冲人吐口水的小孩子。你也要有你的创意。

就好像区分想象与现实,摆脱条件反射式的思维一样,这些个性化的方法同样很重要,从本质上来说,是你能够在最后的第 3 步里("随它去")做出飞跃性的改变前的准备活动。也是从这里开始,你搭建了自信的基础。也是从此时开始,你对焦虑和抑郁产生了抵抗力。

自我训练的回顾

你可以通过提醒来鼓励自己不理会这些不安全感,"这不过是习惯而已!"不管过去你是如何对自己的条件反射性思维做出反应的,从现在起,记住,"焦虑,只是一种习惯!""抑郁,只是一种习惯!""怀疑,只是一种习惯!""消极……"如果这些都只是一种习惯,那么,继续前进,击退它,然后随它去。

自我训练建议

交替呼吸法

这是我在练习瑜伽时学会的方法。这个方法对于摆脱任何折磨都很有效,不论你是恐慌、焦虑或是抑郁。交替呼吸法可以帮助你打破条件反射式的思维模式。

挺直上身坐立,用右手的大拇指按住右鼻孔,然后用左边的鼻孔深吸气 3 秒。然后,用拇指和食指同时捏住两边鼻孔,屏住呼吸 3 秒钟,然后松开按住右鼻孔的大拇指,将气用 6 秒呼出。换方向重复刚才的动作:用右鼻孔吸气 3 秒,屏住呼吸 3 秒钟,然后将气从左鼻孔用 6 秒钟呼出。一直重复该套动作,直到自己完全从凭空出现的、条件反射式的想法中放松下来。

这个方法所带来的冥想效果非常显著,要不是我们的目标是为了摆脱条件反射式的思维方式,这应该是一个十分安全的办法。由于这个方法需要集中精力,精确地计算呼吸的秒数,在恰当的时间交换呼吸的鼻孔,而且,最重要的是,呼吸的过程要平缓,不要猛吸或停顿,这在条件反射式的思维模式下几乎是不可能做到的。像这样简单的方法,是非常直接的,唾手可得的(这里是有意双关),它告诉你,不要理会自己条件反射式的思维,从中摆脱出来,这简单得就好像是用"3 秒——3 秒——6 秒"的呼吸方式一样。你发现,通过自己的意愿,可以摆脱条件反射式的思维所带来的有害影响,你也就会明白这个终极真相:焦虑和抑郁是你自己的选择。

自我训练任务

在第 11 章,你会看到如何建立训练日志的具体指导。如果你现在觉得雄心勃勃,想要提前进入状态,那么下面这个图表可以作为你每日的依据。你也可以把这个表放在后面的日志中。

首先尽可能多地记录下引起你焦虑或者抑郁的事件,然后在第 1、2 和 3 步骤的相应列中做出选择。一旦你习惯了找出自己孩子气的反应和自己的孩子气的独特表达方式,就能在没有任何帮助的情况下认出你自己的那个"孩子"。

"自我交谈"训练日志

描述任何让你感觉到焦虑或是抑郁的事件	步骤 1 你是否能够判断你的想法是事实还是想象?	步骤 2 你是否能做到可以不理会从自己的条件反射式的想法发出的声音?	步骤 3 你是否在面对条件反射式的想法时有"随它去"的态度,而且可以继续前进?
	☐ 是 ☐ 否	☐ 是 ☐ 否	☐ 是 ☐ 否
	☐ 是 ☐ 否	☐ 是 ☐ 否	☐ 是 ☐ 否
	☐ 是 ☐ 否	☐ 是 ☐ 否	☐ 是 ☐ 否

10 自我交谈：接下来的完成动作

这个完成动作是从我儿子那儿学到的。贾斯汀在普林斯顿橄榄球队里，踢球踢得很好，又会踢悬空球。在看过贾斯汀和他的教练在一起训练的很多次里，在他踢过每一个球以后，我总是听到同样的句子："头低下，随球，让腿随着球摆动"。你可能会以为一旦脚接触到球，就可以把球踢得远远的。那可绝对不是。结果取决于你的腿最后的完成动作，也就是在球踢出去很远后，还要顺势把动作完成。在体育运动中，顺势动作意味着你要将动作完成。在"自我训练"中，一旦你可以成功地将自己的思维从孩子气的反应中解脱开来，你也需要完成"顺势动作"，不是真的继续做什么动作，而是继续保持相应的领悟力。

为了能够成功地把"完成动作"运用到你的"自我训练"中去，你首先要对"自我交谈"的 3 个步骤运用自如。一旦你可以自如地用"自我交谈"的方式来挑战自己条件反射式的思维模式，你就可以像涡轮（发动机）一样用"完成动作"的加速度来取得进步。用个人的历史数据，再加上对污染你生活的情绪的敏感性，你就可以先发制人，消除心理上的冲突。

缺乏安全感：时间的旅行者

在前面一章，我谈到痴迷于过去或者未来的思维方式是时空的旅行。现在，我希望你把自己的孩子气反应也看成是在时空里穿梭，这样的状态也是与不安全感相联系的。今天，由于缺乏安全感而养成的条件反射式的习惯滋养了你的焦虑和抑郁，其实，这不过是你在过去若干年前遗留下来的痕迹罢了，它可能会一直伴随你到今天。还是小孩子的时候,当你面对脆弱和无助的时候,动机是非常单纯的——要避开它。比如,父母酗酒的小孩,可能会在情绪上变得冷淡,有完美主义倾向,或者是坐立不安,总是尽力地想要避免混乱的状况。在这样的背景下,想要通过对生活的掌控来避开不安全感也就变成了适应环境的、可以理解的和恰如其分的举动了。

然而,当小孩子已经长大成人,酗酒的父母也已不在人世,最原始的动机(避开它)已不成其为问题的时候,我们需要问问自己这样一个问题:为什么我现在的表现好像是要面对喝醉了酒的父亲的责骂一样?答案很简单:习惯使然。不安全感和你对生活的控制已经和你一起穿越了时间隧道,变成了今日的条件反射式的习惯。你的生活,以及生活中的其他方方面面可能都有了改变,可是你缺乏安全感的习惯,以及你孩子气的反应,仍然一样的顽固不变。你现在不再是与过去的心魔作斗争,而是与魔鬼中的魔鬼战斗。

你的过去不仅仅会通过你条件反射式的思维模式重现出来,而且你是什么样的人,也会体现出你的过去。此时此刻的你反映出了过去所有经历的总和,不管是好的还是坏的。既然过去的经历和现在息息相关,那么要消除你生活中的焦虑和抑郁的话,也没有必要非得依靠你过去的信息。你所需的一切都可以在你的孩子气的反应中找到。比如,你没有必要非得回忆起你的父母是如何在你成长过程中对你横加干涉的,你只需要仔细审视自己现在和配偶的对抗、消极的态度,你就会找到自己要进行"自我交谈"的努力所需要的一切信息了。

既然"自我训练"的方法教会你如何解除由于不安全感所带来的眼下的条件反射式的习惯,而且可以不用深究过去,那么你也就能明白,最重要的是克服这些习惯,而不是对其加以理解。但是,这里有一个"但是"。这并不意味着那些能想得起来的过去对今天没有什么用;恰恰相反,"自我训练"的方法重视一切机会。如果你能通过对过去的理解,而更好地认识到你孩子气的反应是多么的可笑与不当(我已经四十岁了,可我的行为还表现得好像爸爸对我大声吼叫时的样子),那么过去的资料就是你今日"自我交谈"过程中的有价值的帮助。

完成动作不取决于你对过去的完全分析和挖掘,只取决于你现在能获得何种信息。

在寻找与过去相关的连接点时,要记住关注信息的质量,而非数量。当然,有的人对过去事件的每一个细节都能像摄像机一样记录得清清楚楚,而有的人对童年就只有一些模糊的、有限的记忆。问题的关键是你不需要分析所有的细节,而要去追寻什么才与你的过去息息相关(你一定不想对那些曾经可能给自己带来伤害的每一个经历都太耿耿于怀)。一个成年人可能会意识到自己的某个举动显得很孩子气,比如,当要去见某个陌生人的时候那种害怕的反应就好像是小时候听到醉酒的父亲开大门时候的同样害怕的心情。不管完成动作多有用,都要记住这对你的成功而言并不是至关重要的。而你在生活中所面对的一切才是有用的资源。不要错误地以为对过去进行分析阐释就能让自己解脱出来。那是不可能的。但是,只要与"自我交谈"的方式结合起来,过去的经历也可以成为有力的动因,让你确信现在听从自己孩子气的反应是没有意义的。

孩子气的动机

假如我现在觉得沮丧,想要辞职。在运用了一点"自我交谈"的技巧之后——区分事实与想象,制止条件反射式的思维驰骋下去,最后随它去,不加以理会——我选择了一个完成动作。之所以这么做是因为我洞察了自己孩子气反应的动机。如果我能知道为什么心中的"孩子"这么绝望的话,我下一次遇到心理冲突的时候就会去理解我的"孩子"抱怨的原因,使自己更有勇气。"我心中的'孩子'想要辞职是因为他无法面对要担负的责任。为什么呢?因为他太害怕振作起来。我的'孩子'不信任我!"

为什么你表现得逃避,又为什么你总是时时焦虑,其实这些都是过去留给你的阴影("我对批评很敏感是因为我的母亲是一个喜欢支配的怪人。我无论做什么都不够好""我当然没有安全感。当我小的时候,体重过重。人人都嘲笑我,甚至我的父母也是")。在你成长、不断犯错的过程中,某个时候你发现,自己对生活的掌控有时奏效,有时不然。

劳雷尔,是一位30岁的秘书,回忆道:

> 我妈妈是一位能让人感觉内疚的高手,这都快把我逼疯了。我还记得自己整晚坐在那里哭、烦恼不堪的情形……有时候我真的想去死。小时候我并不是什么坏孩子,但只要略有越界,妈妈就会立刻让我知道自己有多糟糕。我快"让她发狂"了。所以我尽力做个乖女孩,在学校里学习努力,让做什么就做什么,但我总是会不可避免地做错事,然后被妈妈抓个正着。我永远都赢不了她。

> 我记得有一次,我们一块儿在湖边,她让我到车里去给她拿防晒油。我当时一定是嘟囔了几句,于是妈妈用尽力气,气呼呼地站起来说道:"好,我自己去拿,你这个没良心的、被惯坏的小孩子!"我觉得自己得做点什么来弥补,我开始觉得焦虑袭来让我一阵阵眩晕。我好像听到什么"咔嗒"的一声,描述不出来,但我下定决心再也不要在意了。好像是对妈妈的愤怒,但又不仅限于此。这是一种很难解释的感觉。我不喜欢她,我也不需要她,我开始疏远她。在开始成熟的10岁,我就开始变得独立了——非常地独立!

> 随着时间的流逝,我在自己外面包了一层壳。我发现,如果自己不在乎的话,没有人可以伤害我。不幸的是,我的壳越来越厚,现在,我的丈夫总是责备我太疏离,太冷淡。甚至我的朋友们也批评我,说我是"冰山公主"。

劳雷尔的回避对她来说很有效,随着多次实践,已经变成了她的生活方式。

如果某种控制的策略比其他的策略能更有效地减轻焦虑,那这个策略就很有可能被反复使用。比如,父母情绪容易波动的话,小孩可能就会养成情感僵硬的习惯。在自己做出反应之前先学会思考,这可以决定你是否可以安稳地睡个好觉还是整晚辗转反侧。鉴于早期的那些境况,一些原始的策略诸如情绪上的刻板,可能会非常有效。一旦你生长出了习惯的肌肉,在你的精神生活中就会变得持久固定。在前面的例子中,劳雷尔的妈妈已经过世超过十年了,可劳雷尔像缩头乌龟一样的控制策略却依然故我。为什么呢?习惯而已——一旦某个习惯让人感觉放心可靠,人们就容易忽略它。就好像我们对自己脸上的鼻子、眼睛的颜色一样,习以为常——它已经变成我们自身的一部分了。

 "自我训练"的治疗原则4

缺乏安全感是一种习惯,而任何习惯都是可以打破的。

趋势分析

在接着讨论其他的"完成动作"之前,要重新强调一下前面提过的一个要点,这很重要,这和从"完成动作"里得到的领悟一样对你有帮助,但对于你的整个"自我训练"的目标而言,这并不是不可或缺的。为何我强调这一点,是因为在任何的自我探寻中,只要你依赖记忆或是历史数据,就有可能出现歪曲、错误的回忆或是误解。完全依赖于历史数据可能有的时候会误导你,使你的努力白费。

我记得在我成长的大部分时间里都有着一些关于成长过程的无伤大碍的记忆。我就记得自己从楼上的房间里往下跳过一段楼梯的情形。我也不知道自己为什么会记得这个场景,总之我就是记得。在我很小的时候我们就搬家了,许多年以后,在空房子被拆之前,我重游故地。但是我看到的情形却让我吃了一惊。通往楼上房间的梯子有 13 级,而且还是分开的,有 10 级直上的楼梯,向右转,再有 3 级直上的楼梯。突然,又有什么东西吸引了我的注意力。从天花板到梯子之间的高度大约是 2 米。对任何人来说,别提是小孩子了,要从这些楼梯上跳下来,就得在跳跃的过程中停在半空,然后转体 90°再下落,而且,因为天花板的距离太近,做这些动作的时候还必须是直线。但是,任何跳跃过长距离的人都知道,为了能达到一定的距离,必须要跳得又高又远才能克服重力的作用。对我和任何人来说,以这样的姿势跳跃这些楼梯都是不可能的。

所以我怀疑这样的记忆可能来源于所谓的清晰的梦境,在这样的梦境中,你感觉非常真实,它留下的烙印使得你将其与自己的记忆混合在一起,当成了真实发生的事件。要是在我重游老房子之前你遇到我,我一定会告诉你我在记忆中的那一跳,那从来就没发生过的一跳。

既然在无意之中,过去的经历可能会被重做、改变甚至编造出来,那么你就应该记住对过去加以分析解释的时候,应该有健康的怀疑态度,不要认为对过去的解释就是自己解决焦虑和抑郁的光明大道。当然,只要你不用分析过去来取代你的"自我交谈"的训练计划,那么在你面对孩子气的反应所带来的冲突时,能将自己的行为与过去做出精确的连接,那将是大有裨益的。

要是你找不出与过去的联系该怎么办呢?如果是这样,那么在随意之中自己确实观察到的任何熟悉的情绪或是行为上的表现都是可以的。这就是我所说的趋势分析,就是仅仅观察你生活中的趋势或方式,而没必要准确地将其与特定的记忆联系在一起。"我不知道这样的习惯是怎么养成的,但我就是一直都很害羞和逃避"或者是"看起来我天生就很焦虑。我就不记得自己的人生中何时没有焦虑过。"

但是,有的时候,即便是长期存在的趋势也可能不是那么的明显("我觉得自己害怕亲近的关系"或是"我不确定,但我得说自己太吹毛求疵了")。如果你不知道或者是不确定,那么随便用什么方法,怎么猜都可以。从现在开始,不要担心会犯错误;我们要的是训练,而不是精确。

趋势分析是完成动作的一个强有力的要素,因为既然你不需要去追源溯本,那么通过简单的反思和观察是可以做到的。

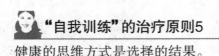

"自我训练"的治疗原则5

健康的思维方式是选择的结果。

主动的完成动作

你可能会有这样的印象,完成动作是连接过去与现在的一个被动的过程,实际不然。主动的完成动作是一种努力,不仅仅是用历史数据或是趋势分析来对你自己条件反射式的行为加以解读,而是积极地将自己的观念向更健康的、少受污染的看法转变。

看看以下的例子。左栏列举的是一些被动的、无助的、受害者式的陈述(受孩子气的驱使)。将其与右栏的陈述作比较,右栏就是一些主动的、有建设性的努力:

被动的、受害者式的陈述	主动的完成动作
当我拒绝他人的时候总是有内疚感。	为什么我觉得自己不能拒绝他人?我不知道,可能是因为我还是小孩的时候嘴里被塞过肥皂吧。我不敢肯定,但是我知道,事实就是——我可以有这样的权利!有什么能阻挡我的许可权利呢?
我没法在众人面前讲话。	为什么我会在人前焦虑?这是个弱点吗?我是否觉得应该保持完美?不能只因为父母对我不满意我就不相信自己,也不能因此就对做不好某件事情而过分焦虑。
我变老了,我觉得很沮丧。	为什么变老让我感觉这么糟糕?我是失去吸引力了,还是失去外貌了,还是失去健康了?也许这不过是觉得对生活的掌控更小了吧。我一直都想让别人觉得我有魅力,但是现在也许我不会这么做了。我所需要的是深层次的安全感和自尊——绝不是肤浅的、身体上的。

如果像上述被动的陈述一样,成为自己夸张的、小题大做的观点的受害

者,那么你就会觉得自己深陷其中。要是你被恐慌和焦虑所击倒,就会觉得自己下坠的速度犹如加上铅锤一般。你会觉得无力且无助,什么事情都做不了。相反,主动的完成动作在最初的时候就会假设失去控制也不是无力回天,只不过是出现问题需要解决罢了。

当想法变得可笑的时候

问问自己,究竟是什么东西最后把你那没有理智的生活方式的秘密揭开了。你会很惊讶地发现,有那么多喜欢控制的人每天都在受折磨,盲目地接受自己强加给自己的命运,接受自己看到的命运,从来没有想过要问为什么。当你在做完成动作的时候,问问自己"为什么我要这样做?"一方面,你会意识到这是你的一种选择。一旦你意识到自己是有选择的,就可以再主动地问:"为什么我要选择这样做?"你不再是控制欲的受害者——真相会让你获得自由。而受害者,从定义上来讲,是没有选择的。当你最终明白自己"为什么"会想控制的时候,你就会找到自己不安全感的动机。有了这样的领悟,你就可以更容易看清楚自己的孩子气的思维模式是多么的原始了。

如果你还不相信,还想看看条件反射式的思维模式是多么的可笑,那么我来给你讲讲简的例子,看看她是如何被自己的卷发打败的。

自我训练的回顾

问"为什么"是意识到自己有选择的第一步。

简,是一位精力旺盛的年轻律师,有天一大早就打电话给我,无比恐慌地说自己这天是"头发令自己糟糕无比的一天"(我没有开玩笑!)。"三个小时之后,有个我这辈子最重要的会议",她说,"可是你看看我的头发……我活像一个清洁女工!我没法去参加那个会议了,一点办法都没有。太糟糕了……我不能让别人看见我这个样子。我该怎么办?"

在我的医生生涯中,我无数次被这样的电话吵醒,但是还从来没有遇到过发型糟糕的紧急情况。就算你对这样的情形抱以同情,可是在任何理智的范围中,你可能会认为这是什么了不起的危机吗?但是简就认为这天对她来说就是"9·11"。"我简直不敢相信,"她说,"我会因为这该死的头发毁了我自己的机会。我今天不能参加会议了……我是说我不能参加了!他们最后会被迫把这个案子交给拉里的。"

不必理会简的恐慌,你和我肯定都能看出她所谓的"头发令自己糟糕无比的一天"不过是一个小问题罢了。但是,对她来说,这可是个天大的问题。诚然,每个人都希望自己看上去不错,当我们觉得自己外貌不佳时都会有点沮丧,但是你一辈子只有一次的机会难道会因为你乱糟糟的头发就毁于一旦吗?我希望不会。

那么你呢?最近一次是什么时候小题大做了呢?

过去的经验

在简的例子里,通过对她过去经历的收集和稍做趋势分析,我们可以清楚地看出她明显过激的反应的完成动作。如果在最初你就能理解为什么她这样描述自己的职业形象和这个形象的来源的话,那么对你理解她的例子也许会有所帮助。像这样对过去的探寻,并不需要你有博士学位或是多年的治疗经验,只需要一点常识就能做到。

简的父母很自私,不关心人,他们为人父母的技巧就是什么都不管,出了事情又大惊小怪。比如,简的妈妈经常忘记为她准备晚餐。"哦,对不起,"她总是说,"妈妈吃得比较早,就忘记为你准备晚饭了。我现在去做。"因为在这样被父母忽略的环境下成长,简的个性逐渐因为自卑而变得紧张且挑剔,这样的感觉伴随着她一生。这样的自卑并没有被深深掩埋起来,简反而清楚地意识到了这一点。她把这作为人生的一部分。

长大以后,她唯一的安慰来自于学校。因为她有像秀兰·邓波儿一样可爱的长相,学习又非常努力,很快就赢得了老师们的喜爱。在学校里最重要的就是要引起关注和羡慕。所以学校真的成了她的救赎地。学校给了她在家里所得不到的一切:有价值和自豪的感觉。只要她能够控制自己的形象,就没有人知道她内心深处是多么的自卑。简是一个成绩最优秀的学生,不论是从小学还是一直到法学院毕业,她都要努力让自己成为班上顶尖的学生。在她最近就职的这所律师事务所,她因其声望和明星般的表现而备受瞩目,所以现在工作的客户都是一些高端人士。她随时都用110%的精力来投入工作,也骄傲地承认自己是个工作狂。

不管她的前途有多光明,简在情绪上,从来都没有从自己孩提时期的自卑中走出来。趋势分析显示她认为自己不过是个赝品而已。因为在她成长的过程中,她相信自己的父母。她深信——就算过了这么多年——要是真正了解她的人,比如她父母,就肯定会知道她是个多么无用的人。所以,不惜一切代价,她要隐藏这个秘密。

这就不奇怪为什么简会有这么强烈的控制欲了。当人们看见她时,她竭尽全力地想要控制人们的所知、所感、所想和所看到的一切。她觉得为了自己的秘密,这样做是必要的:不能让人知道她是没用的。

简那天早上打来的电话说明她对自己之前的形象失去了控制。没有了之前的形象,她觉得自己好像被剥光了衣服一样。因为她生活中的一切都是由控制的细线不稳固地串联在一起的,一旦她觉得自己毫无遮掩,一场蓄谋已久的和所有熟悉的情感的雪崩就会将她掩埋。她的想象就是,一旦她的同事看见她这个样子,肯定会对她有不同的看法。他们一定不愿意再和她做同事,最后会完全抛弃她——就像她的父母那样。

听起来太极端了吗?当然极端,但是如果你把简过去的不安全感和她这些年的行为方式结合起来看,你就会明白这样的极端是怎样存在的,又为什么会存在了。简的反应很生动地说明了天大的问题是如何从小问题起源而来的,或者在她自己的例子中,是怎么从糟糕的发型这样的小问题起源来的。简的过去也向我们揭示了一个重点,是关于控制的普遍天性的:控制是由于缺乏安全感所驱使的行为。

缺乏安全感是控制赖以存在的基础。简的不安全感显然对她的工作能力没有什么影响。她一直都是自己生活中的明星。她的不安全感是自己长期潜在的觉得没有价值的趋势的衍生。而她在工作中的表现仅仅是她隐藏得极好的秘密的虚饰的面纱。

将事实与个人的想象分开

在治疗中,简所表现出来的坚韧、老练的职业道德成了她打败自己不安全感的不可或缺的财富。用"自我交谈"的方法,完成动作,以及在本书中谈到的各种各样的"自我训练"技巧,简很快就学会了如何将事实与个人的想象区分开。她全新的、很少受到污染的、更真实的自我形象给她以舒服安全的感觉,而这样的感觉过去总让她觉得抓不住。她也了解了一个简单的事实:一个人是可以自己给予自己自由的。她明白自己其实不错。事实上,她明白了自己一直都不错,只不过以前不知道罢了。

简也开始明白小题大做的趋势使得自己在面对焦虑时特别脆弱,因为她把自己看得毫无价值。作为一个孩子,她显然不具备挑战这些不安全感的能力,小孩子能干什么? 她能做的避免恐慌的最好办法就是学会尽量控制自己身边的环境。

随着她的安全感的嫩芽开始生长,简还要面对最后一个挑战。光知道自己不错还不够,这还不是最坚固的部分。她还要感觉到自己不错。为了能达到这一点,简必须在情感上做出飞跃,进入到未知的领域。"自我训练"为她扫平了道路,消除了困惑。她的选择变得简单了:她应该是被纠缠不清的、草率的想法所控制,还是听从真相? 简选择了真相。当然,还得和所有自己神经质的想法作斗争,还要冒险去相信——真正的相信——她是不错的,但是只要她这么做了,那种控制欲就会蒸发。

看见并且了解你的"真相"(也就是,对你自己客观的评价)只不过是取得了一半的胜利,另外一半是要相信你自己所看到的,并接受事实,活在现实中。因为你长时间受到条件反射式思维的伤害,可能会不大容易分清楚真正的事实和神经质的事实的区别。一个有效的原则就是对任何看起来太消极的"事实"都抱以怀疑态度(比如,"我只是个酒鬼和骗子。我除了自己以外谁也不关心。我不在乎我伤害了谁。活着让人觉得厌恶"）。

如果有恰当的环境、情感上的安全感和一些主动的、诚实的思维方式，人们总是能够找到真相的——他们的真正的事实——是积极的，能够与他人相容的。正是因为不安全感的扭曲压制才让人产生了错误的、消极的和敌意的假话。从现在开始，要相信，随着你澄清那些歪曲的、条件反射式的思维，真相会自然展现在你面前。就好像是藏在云雾后的山顶，在耐心地等待你去发现。有两件事情要注意：

1.通过消除孩子气反应的思维方式，"自我交谈"和完成动作会让你意识到什么是真相。

2.认识到真相只是取得了一半的胜利，另外一半就是要接受真相。

像简一样，你可以学会舒缓过分的控制欲，相信自己可以应对生活的内在能力。通过基本的训练就可以达到这一点。如果你想跑马拉松，就必须要打好基础，包括每周要跑足够长的公里数。没有坚实的基础，你不仅会危害到自己的目标，还有可能会冒着受伤的危险。心理学上的"自我训练"，就好像马拉松的训练一样，也需要基础；这就是"自我交谈"和"完成动作"教给你的内容。这是保持精神清晰的基础，在此基础上别的东西才能建立。一旦建立好了基础，你就可以开始抱怨了。

落入圈套

还有一个做趋势分析的简单且有用的拓展办法：试图找到让你落入圈套的诱饵。让你落入圈套的诱饵可以是任何典型的阻碍你的趋势。在简的故事中，引她落入圈套的就是那个"发型糟糕的一天"。不论何时，只要你的不安全感落入圈套，就很难保持任何客观的洞察力。一旦你丧失了洞察力，恶性循环就开始了：

这里有一些典型的引你落入圈套的诱饵。有没有你觉得很熟悉的？

●交通灯变成红灯的时候，你有没有觉得胃里好像一紧？如果出现交通拥堵的情况时你又是何反应？

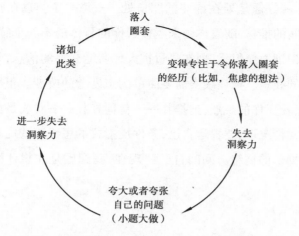

落入
圈套

诸如
此类

变得专注于令你落入圈套
的经历（比如，焦虑的想法）

进一步失去
洞察力

失去
洞察力

夸大或者夸张
自己的问题
（小题大做）

• 你是不是觉得很难接受批评？如果真的有人批评你,你是否显得自我保护过强？

• 不管什么时候自己有损失,是否都觉得是世界末日？

• 你是否要花很长时间才能完成令你不愉快的工作？

• 在桥上、隧道里、空旷的地方或是电梯中是否有害怕的感觉？

• 与别人发生冲突是否让你焦虑？

• 你是否觉得很难开口向他人寻求帮助？

• 当你生病的时候,悲伤是否被放大了？

• 要是有人生你的气,你是否觉得很难过？

任何上述的小问题都有可能引起你的不安全感落入圈套,然后很快变成大问题(换句话说,变成天大的问题)。

最后的提示:如何抓住线索

我希望你已经深信"自我交谈"和"完成动作"是多么的重要了。通过消除孩子气反应的思维模式,你同时也开始消除过去下意识的不安全感,更自然的精力和活力也开始注入你的生命。没有条件反射式的思维的影响(怀疑、害怕和消极不仅改变你的情绪还改变你的化学反应),你也可以开始恢复到自己自然的化学平衡,确保焦虑和抑郁不会再控制你的生活。在此时,因为你已经开始了训练,你就好像是处在漏斗的宽口处——每一条信息在将来都可能用得上。随着时间的推移,随着你越来越接近你的具体的不安全感的陷阱,你会变得越来越有识别力。但是,现在尽量扩大你所能获得的信息,学会抓住任何呈现在你面前的线索。抓住线索需要简单的态度上的改变。不要觉得不安全感是一种威胁,转变你的观点,把挣扎——任何挣扎——看成是推进自己训练的机会。在通常情况下,要提醒自己,条件反射式的思维模式先于任何使你感觉到焦虑或是抑郁的情绪。问问自己:"现在,我到底是在想什么才让自己如此沮丧的?"

为什么有些症状就这么出现了?

有的时候,焦虑和抑郁的感觉好像是来自于低落的情绪,这使你不由得相信"我没有做什么不对劲的事,就出现这样的症状了!"这样的说法一部分是对的。在被击垮之前,你可能并没有主动地去滋养你的不安全感,但是如果你要想了解自己为何会垮掉,就应当知道,条件反射式的思维方式是累积起来的。想想天平吧。当你的生活中有相当一部分的时间都是在条件反射式的担心、反思、怀疑或者是压力中度过,你就是在收集让天平倾斜的碎片。总有一天,天平到达了一个临界点,就会完全倾倒。然后看起来不知道是从什么时候开始,你就发现自己陷入了焦虑或是抑郁的症状。

条件反射式的思维方式的作用是破坏性地累积,同样的,"自我训练"的效果是积极地累积。你做的每一个建立信心和解除不安全感的努力都在你的进程中添加起来,天平会最终倾向你这边。那么你还在等什么呢?

 "自我训练"的治疗原则6

想法先于感觉、焦虑和抑郁。

最初,你可能会惊讶,孩子气的反应经常控制你的生活。山姆的故事就说明了如何通过消极的经历发现一些线索,从而变成积极的机会。

山姆总是害怕坐早晨的公交车去曼哈顿,特别是车子开过乔治华盛顿大桥的时候，他会觉得特别的恐慌，有迷失方向的感觉。他的焦虑非常严重，甚至在周日的晚上，一想到下周又要开始工作，早上又要乘公车，他就会开始踱步和惊慌失措起来。为了避免乘坐公交车，他开始考虑辞去现在薪水颇丰的工作，而转去新泽西上班。这就是他打电话告诉我的故事。

用"自我交谈"的方法，我们不仅让山姆重新调整自己的思维，还调整了他的思维方法。山姆不再把大桥看成是消极的害怕的东西，而是开始把其看成是学习的机会，还将其看成是导师，可以给自己一些线索来发现孩子气反应的扭曲世界里面过度害怕和恐慌的原因。一旦他产生了好奇心，事情很快就开始转变了。

山姆每天出发上班的时候都决心要"发现"一些线索。上班好像变成了游戏。他的好奇心开始挑战他的焦虑感。一旦他感觉到焦虑，他就会回头看看自己的想法里有些什么是扭曲的、孩子气反应的想法。他已不再是自己焦虑感的被动受害者了。现在他已经变得主动起来，而且急切地想要从大桥上发现秘密。山姆非常高兴地发现，一旦他把大桥当成挑战，当成成长的机遇，他的焦虑也就迅速消失了。

事实就是：山姆的大桥恐惧症不过就是他孩子气反应的歪曲观点，认为自己不安全（换句话说，不在控制范围之内）。从这样歇斯底里的看法中，他心中的"孩子"开始堆积想象：桥缆断裂，车子掉进深深的哈得逊河。山姆心中的"孩子"一直都希望找个什么东西让自己的不安全感上钩，浮出水面。

要像山姆一样，不要害怕面对生活中的挑战。作为被动挣扎的受害者，你会发现，观念上只要简单主动地转变，就会大不一样。在找寻线索和做各方面的完成动作的过程中，我最后给你一个小小的建议：去看，但不要执着。如果你还不能很容易地追溯自己的想法，找不出孩子气反应的趋势，或是找不到任何与过去相关的连接，那么就向前进。下次，你一定能够有所发现，或者再下一次。最不该做的事情就是气馁，那样会造成更多的焦虑。

自我训练建议

每天,都要留意任何冲突、挣扎或是心理摩擦的经历(记住冲突和挣扎是追寻线索和扩展心理肌肉的机会)。用下面相似的图表来记录自己的反应(这些数据将会是你训练日志中的重要部分,下一章我们会讲如何建立训练日志)。

练习1:有控制欲的孩子气反应的表达

找出污染你生活的任何想法。比如:"我对自己的相貌过于关注。"_____

_____

练习2:相应的历史联系

找出任何过去与现在的痛苦息息相关的联系。比如:"当我还是小孩子的时候,因为体重过重总是被折磨和取笑。"_____

_____

练习3:趋势/陷阱分析

如果你有夸张的经历,"小题大做"的反应,找出陷阱是什么(比如交通阻塞、让你产生自我保护意识的事情、害怕等)。最好是对这些现象很熟悉,不要让孩子气的反应使自己吃惊。同样的道理适用于行为趋势/模式(比如,自我防卫意识、完美主义、害羞等)。比如:"我的倾向是从来都不觉得不错"或者是"不管什么时候看见别人的身材很好,我就会立刻掉入抑郁的陷阱。"_____

_____

_____

练习 4：主动的和被动的完成动作

找出你的"自我训练"方法中的任何消极的表现。记住,被动的思维通常也是自讨苦吃的思维。任何让你感觉无力、无望、怀疑的思维通常都需要你做出主动的转变。比如:"我受够了这些肤浅的东西和不安全感! 从现在开始,我要每天数自己照镜子的次数。"_____

_____

_____

练习 5：找寻线索

转变你的观念。要认识到在每一个折磨中,都有学习的机会。比如:"不要坐在沙滩上,好像想藏起来一样,我要大胆地跳入水中。我打算仔细倾听我心中的'孩子'的可笑的声音。我怀疑我都已经听腻了。"_____

_____

_____

11　动机

　　恭喜你。读到这一章,意味着你已经完成了"自我训练"计划的头两个阶段。现在,通过"自我训练"的最有力的武器——"自我交谈",你已经对自己的焦虑和抑郁有了一个基本的了解。但是,为了能够保证成功,你的训练计划还需要加上最后一个完成动作:动机。是的,你没听错,我的确是说如果你能有正确的态度,就可以保证成功。

态度调整:拨动开关

　　在前一章,你已经读到要把被动的、弄巧成拙的思维方式转变成主动的、积极的思维方式。在这一章里,你会具体地学到如何实现这一转变。主要是如何发现和拥有正确的态度。什么是正确的态度呢? 非常简单,就是想要成功的态度。

　　那么态度和动机之间的确切差异是什么呢? 态度是一种精神上的倾向,是一种情感上的姿态,比如"嘿,我这个人不错"一类的表达。态度会塑造我们。如果你的态度是支持焦虑或者抑郁的,那么你就会痛苦。相反,如果你的态度支持健康的、有建设性的目标,那么你肯定会感觉越来越好。另一方面,动机只是维持某种态度的能力和精力。如果态度是火焰,那么动机就是促其燃烧的鼓风机。

　　调整你的态度不一定是件非常困难的事情,只不过是改变你精神上的立场而已。有时候,这就简单得像拨动开关一样。如果你这么做了,过去的消极和气馁都会被决心成功的火焰所代替。想想你生活中拨动开关的时候,想想自己受够了，不想再这样的时候。如果你在自己的生活中想不出具体的细节，看看左边的条目，然后将其与右边的调整后的态度作对比。

缺乏安全感的、片面的态度	调整后的态度
我做不了！太困难了，我就是没法继续。何必再麻烦？	好吧，坚强点。事实上，真正的事实就是我可以继续！我的确很累，但是我不想再这样生活下去了。今天我要坚强起来！
我怎么知道自己能否应对生活？	我这些年都在努力生活，不是吗？我想这就能说明问题。现在是时候大胆相信我自己所知道的一切了。我能做到！
要是没有人喜欢我该怎么办？	当然会有人喜欢我。我要去参加那个聚会，参加社会活动，会很开心，度过很棒的时光。这不会要了我的命的！
我不行。我太害怕了！	害怕并没有什么错，但事实就是我可以做得到！我孩子气的反应是希望我相信自己不能，这样就可以避免痛苦了。对孩子气的反应来说也许不可能做到，但对我来说，没有问题。
没有希望了。	我受够了无能为力的感觉。我真的厌倦了随时都觉得不幸。我应当更好。

乔治·卡林（译者注：美国名演员，曾主演过《泰山》等影片/相声演员）的名言中曾经说到："如果你尝试失败，并且成功地做到了，那么你是成功了还是失败了？"是你的孩子气反应试图让你失败。对孩子气反应而言，失败就是它想要取得的成功。不要让这样的事情发生。找到反驳它的方法，并且实施这样的方法。

11
动机

135

关于催眠

你对自己所说的和你所相信的一切都是"自我训练"的最基础的基石。因为焦虑和抑郁,使你在不经意间让缺乏安全感所造成的怀疑、害怕和消极说服了自己,使自己的生活陷入到挣扎中。这是一种自我催眠。如果一个人被催眠了,你认为会发生什么事情呢?一旦你揭开催眠的神秘面纱,就会发现它不过是一种让病人接受并相信催眠建议的方法罢了。从某种意义上来说,催眠需要的是一个推销员,说服你相信催眠的建议。

我在多年前就习惯频繁地使用催眠手段。我发现,我越多地使用灯光、扩音器、计时器和姿势等手段来调节气氛,效果就越好:"你现在会进入到放松、放松、完全放松的状态……只能听到自己的声音……再放松……让所有的念头都消失,只听我的建议……"那些急于找到神奇的权宜之计的病人通常都急迫地想要被催眠,我越让他们对此抱有期望,效果就越好。不管是要戒烟、减肥,还是对付飞行恐惧,催眠都能起作用,而且看起来还很有效。促使我放弃催眠的手段是因为我意识到,虽然它是引发改变的很不错的契机和方式,但很不幸的是,这并不能持续太久。

催眠师有一个明显的优势,因为作为催眠的潜在对象的你,赋予了催眠师以力量和控制的感觉。催眠的力量的确存在,但这样的力量并不来源于催眠师,而是来源于病人本身!是头脑的力量。你要做的就是摆脱条件反射式的思维带给你的消极的、催眠式的影响,而转向更恰当的信念。在生活中,如果你相信(在某种意思上说,就是催眠你自己)你可以移动大山,那么你可能真的就能以某种力量将大山抬起。力量就在那儿,如果你愿意拥抱这样的力量并且意识到自我暗示是起作用的。那么就去追寻这样的力量吧!

积极的态度 + 动机 + 自我训练 = 成功

怀有希望、渴望、自我信任和相信的态度是迈出了第一步,但是没有足够的动机,你也会发现要保持这样的态度很难。动机是你能量的动力,可以保持你的态度,让你向更健康和更有益的生活前进。最大的问题就是:你如何推动自己的积极能量? 就从做自己的教练开始。首先,有两个必要的条件:

1. 你不可能传授动机,你只能灌输动机。

2. 一个好的教练就是一个好的激励者。

如果你的目标是击败焦虑或者抑郁,那么记住光有训练技巧是不够的。技巧和训练只有与正确的动机相伴,才能在你到达目标之前不至于黔驴技穷,不然,你又要不以为然地下结论说自己又浪费了时间。在《神曲》中,但丁由维吉尔带领,穿过地狱的心脏。维吉尔在书中代表了人类的判断力和理解力,所以由他引导但丁穿越错误。在"自我训练"中,你自己的维吉尔,也就是你的向导,要明白的就是你的训练计划。但是,正如但丁最后所发现的那样,理解力能带给你的也就如此了。在内心深处还有些别的东西是必须要追寻的。在但丁看来,那就是另一个向导,比阿特丽斯,能带给他的东西,神圣的希望和爱。要是没有你自己的比阿特丽斯——你的希望和信念的态度,你的计划也会失败。维吉尔和比阿特丽斯,代表着理解力和希望,领悟力加上动机——你必须二者兼备。"自我交谈"教给你领悟力,而你自己提供动机。

鼓舞士气的讲话

好吧,现在我们来一番加油打气的话。鼓舞士气是另一种转变态度的方式。唯一的不同是,鼓舞士气的讲话可以让你不仅关注态度的调整,也让你关注如何激发动机。与鼓舞士气的讲话相比,转变态度的调整更像是智力挑战,是试图将你的思维方式调整到更健康的状态。相反的,鼓舞士气的讲话,是更热情饱满的情绪上的碰撞。你可能还会记得在老套的戏剧表演里面,总是会有一个人对着某种牌子的须后水,突然击掌说道:"我就是要这个。"鼓舞士气的讲话就是那个引起注意力的击掌,你就需要这样的动作来唤醒和调动你的能量。

要是成功的话,一段好的鼓舞士气的话会让你有"我能够"的态度,可以让你与自己孩子气的反应短兵相接,用带着强烈动机的调整好的态度来挑战自己的孩子气反应。但是,不要小看你将面对的对手。要做好心理准备,你要挑战的条件反射式的思维是有许多歪曲的、狭隘的态度的。下面这些就是你可能会遇到的狭隘的态度:

■ "是的,但是"类的陈述。

■ "我不能"的陈述。

■ "我本来应该"的陈述。

■ "我必须"的陈述。

■ "要是……怎么办?"的问题。

■ 贬低类的陈述,比如"我不够聪明(强壮、高挑、漂亮、英俊、富有、有教养或是成功)"。

■ 发牢骚的陈述,比如"太困难(太过分、太混乱、太漫长或是太复杂)了"。

让我们对这些陈述一一进行挑战。

狭隘的态度的陈述	鼓舞士气的话语
"是的,但是……"	"不,没有什么'是的,但是'——是就是'是'! 后面没有'但是'。我可以很坚强——我一定要坚强。我没必要低估自己的每个积极性。再也没有'但是'! 从现在起,我要鼓起勇气,毫不犹豫地说'是'。"
"我不能……"	"谁说的我不能! 也许是我的孩子气,但绝不是我! 如果我愿意相信自己的话,我就能成功。是的,我愿意尝试——现在就开始!"
"我本来应该……"	"我没有必要强迫自己。如果我的孩子气不喜欢我现在这样,那也没办法! 我可以接受这样的现实。我以后也会接受这样的现实。"
"我必须……"	"胡扯! 我没有必要去做任何我不想做的事情。我所要做的就是够坚强,接受现状——我就是我!"

狭隘的态度的陈述	鼓舞士气的话语
"要是……怎么办?"	"我没有必要揣测生活,我需要做的就是足够坚强可以接受现实。我相信我自己能够应对生活抛给我的一切——我可以应对,而不必时时恐惧害怕。看我的吧!"
"我就是不够聪明……"	"我已经够聪明了,我可以发现自己的孩子气不过是想找个借口而已。我没有必要与众不同,但我有必要以不同的方式思考——积极的方式!我已经够聪明了。"
"太困难了……"	"这的确困难,但我可以应付。我也可以随时应付我的孩子气的反应。我能应付是因为我拒绝不作为!我选择成功,我可以应对要为之付出的各种努力。"

鼓舞士气的讲话是让自己坚强的良机。这是你唯一可以用到"非此即彼"的思维模式的时候。在这里没有软弱无力的空间。你一个人掌控局面,你的工作就是让整个团队鼓起勇气去面对前面的挑战。它可以使你扮演教练的角色,而不会认为自己是孤单一个人。走出孩子气反应的剧本,进入到你的钮特罗克尼(译者注:一个美国最有名的足球教练,常说,"要想成为一个优秀的运动员,成功的方式就是发现和改正自己的问题,把自己的弱点变成长处。")的剧本中去。作为教练,你知道自己的团队需要的是你完全的肯定和鼓励——不允许有任何的怀疑和犹豫。当你发表鼓舞士气的讲话时,最重要的是要先花足够的时间适应自己的教练角色。一旦站在了队伍中间,就要活力四射。

用鼓舞士气的话来摧毁惰性

你需要推动的首要原因就是人都有惰性。惰性是你抗拒改变的自然趋势。即便你已经处在了焦虑和抑郁之中,你的孩子气的反应还是想维持现状:与熟悉的魔鬼打交道总是比应对未知的情况来得好。为了能够超越自己条件

11
动
机

139

反射式的消极和惰性,你必须在心理上做好准备。预料到这样情况的发生,然后狠狠地踢走它！记住,你应当保持斗志。经常用鼓舞士气的话来激励自己。记住下面的话:

■ 有惰性是不可避免的——怀疑也很正常。

■ 激励的那些套路很有用。找到你觉得有效的方法,使用这样的方法。

■ 把你自己看成"教练",在封闭的屋子里大踏步地走,让自己充满热情和力量。

作为你自己的教练和激励者,一切都要靠自己。当你陷入焦虑和抑郁的痛苦中时,显然要继续前进很困难。那么这个时候你最需要的就是鼓舞士气的话语。不管你觉得多么崩溃,都要坚持住,等待突破的时候,那时再做出努力。条件反射式思维会限制你的心灵,而"自我训练"逐渐累积的力量最终会将你从其中解放出来。每一个抵抗和与自己的孩子气作斗争的机会就是往前再多迈一步,就是在增强能够解放自己的必要的力量和肌肉。

现在是时候了

我希望自己可以像耐克的员工那么聪明,能想得出一句像"就去做吧"这样的口号来影响你,但是你的动机并不来源于我,也不会来源于一句简单的口号。尽管积极的思维,积极的肯定,甚至是鼓舞士气的话语都很重要,这些也只解决了问题的一半;另外一半是积极的信念(也就是说,摆脱条件反射式的怀疑、害怕和消极)。一旦你在信念上迈出一大步,相信自己能够做到,那你就一定能够做到。伴随着自己的动机,你就会发现内心中你觉得最好的口号和鼓舞士气的话语。这样的信念取决于你。诚然,朝着自信的方向在信念上迈出一大步可能让人觉得很冒险,但是相信我,这么做一点都不冒险,只是让人这么觉得罢了。你长久以来生活在痛苦和煎熬中,现在是采取行动的时候了,现在是时候应该要求自己过高质量的生活了。

只要不继续让它滋长,孩子气就不会支配你的生活,也不会存在。只有你拥有支配自己生活的能力。之所以会出现条件反射式的思维也是因为你在无意识中允许这样的思维方式存在。现在你已经了解了,那么就再不能找借口了。

我希望我的计划能很好地为你服务。我多年以来一直用于我的病人和我自己。从我个人的经验来看,我可以告诉你,你所追寻的答案并不复杂。事实上,还非常简单。看清你自己的目标是什么——摆脱条件反射式的思维习惯,仅此而已。

记录下所有的训练:训练日志

当我自己训练跑马拉松的时候,我发现训练日志是必不可少的。比如,记录下距离、时间、天气、身体状况、心跳速率甚至心情,都对分析和了解训练进行得如何提供了必要的信息。几年前,我发现自己的整体表现和精力令人不安地在持续下降,为此我备受折磨。于是我翻开训练日志,回顾一下前几个月的记录。没翻几页,我就发现,在每个星期三的山地训练之后,我的时间和表现都至少会接着下降两三天。等到表现开始稳定的时候,下一个山地训练又来了。结论很明显,我没有从紧张的训练中完全恢复过来!我开始在山地训练后休息一天,你猜怎么着?我的表现不仅反弹了,而且迅速得到了提高。

最后一个——通常也是最重要的一个——完结动作的最后一个部分就是持续记录训练日志。不管是跑马拉松还是用"自我交谈"的方式,训练日志都是让你获得领悟力的不可或缺的工具。有的时候,日志会向你展现出惊人的真相,而有的时候,日志又会向你展现出你的孩子气反应的自我保护意识里某些细微的碎片。你的日志不仅让你对计划和自己的努力有一个全面的认识,还能给你提供及时的反馈来源。日志还可以帮助你在训练中每日做出一些非常敏感的调整。至少,你做出的这些努力能够让你在生活和自己的挣扎中找到一点联系。

要说到动机,你的训练日志可就是宝贝了。什么时候最适宜挑战自己的破坏性的态度?就是看看自己带有孩子气特点的,那些自我拆台的态度、说法和用语。作为教练和自我激励者,你要做的就是代表相反的(健康的)观点,就算开始你并不相信这些观点也没关系。就把它当成是自己最后能养成胜利的态度的一种练习。当你的孩子气说不的时候,你就要说是。当孩子气说黑的时候,你就要说白。写下你自己的反应,思考这些反应。当你做出积极的主张时(比如"我能够说是!")就反复地重复。不要低估了重复的价值,重复,再重复,积极的主张。还记得那辆飞奔的火车吗?"我觉得我能让它停下,我能让它停下。"

虽然我会从前几章里找出一些训练建议和测验来给你设计一个模板,但是你自己的日志可以是很正式的,也可以是随你所愿很随意的。如果记日志变成了烦琐的例行公事,那你要注意了。这通常意味着你没有从记日志中获益。也许你需要多投入一些,不要太匆忙。记日志是你每天发生的事件的重要组合,应当将其看成是你计划中必不可少的一部分。经常回顾日志很重要。正是每天对自己行为的比较,才能让你真正明白自己的进步和阻力何在。

我建议的训练日志的模板包括以下 3 个主要因素:

1. 有关你"自我交谈"的活动;

2. 对你自己完成动作的持续回顾;

3. 任何有意义的事件、领悟或者是每天的观察。

有过记日记体验的人都会承认,看日记的时候经常会发现一些令人吃惊的东西,或是有一些惊人的感悟。写作是通过大脑的不同的部分来进行思维,特别是你没打算想得太多,而是让话语随意流淌的时候。比如,你会惊讶地发现,日志很快就向你揭示出了各种孩子气反应的细微差别,或者在你的不安全感才浮现的时候就洞察了它。你从日志中得到的客观反馈将会成为你保持动机的催化剂。所以,这就是为什么你不能在这部分的训练中敷衍了事的原因了。

顺便说一句,既然你的训练日志会成为你努力的珍贵记录,那你一定要买一本能凸显其重要功能的、相配的活页本、分类本或是笔记本。看看我在附录部分列出的"训练日志模板"的样本。你可以直接使用这个模板,也可以根据你自己独特的风格加以调整。你没有必要每天都花几个小时把每一页都填满。相反的,选择那些你每天觉得用得上的工作单。比如,今天,你一直都很努力地"专注于此刻"。你可能做了很多的训练努力去和孩子们待在一起,而尽量少想自己孩子气的反应。那么,在这样的情况下,你肯定会想要完成标题为"学会如何走出自己的头脑"这样的工作单了。

我建议你将每个训练项目都打印出一些来,然后将它们订在一块儿,每次有更新的时候就用一张。永远都不要关心日志的数量,要关心其质量。虽然你很想全面地记日志,但如果时间太紧,就只选择记录那些你当天观察到的最重要的事件。另外,如果你觉得自己变得有点强迫自己,那么就后退一点,休息一下。挑战任何强迫的、顽固的或者是完美主义的倾向。绝对不要让你的训练日志成为你孩子气反应的工具。

你今天就可以开始记日志。越早开始积累数据就越好。

 自我训练建议

鼓舞士气的话语

熟悉并习惯说鼓舞士气的话语,非常重要。在每一天,都要寻找机会把自己看成是自己的教练,随时发表自己鼓舞人心的演讲。非此即彼,要坚强起来,并且,最重要的是,要有灵感。寻找那些"我能"的态度并对其加以提升。

找到自己的训练风格

通过模仿你在过去的经历中遇到的某个强有力的、能给你灵感的人(某个教练、某位老师、某个牧师或是某个法师),或是模仿历史中的人物比如钮特罗克尼、埃利诺·罗斯福、巴顿将军、特雷莎修女或者是马丁·路德·金等,或者干脆自己假想一个要模仿的教练,你也能够打造自己的训练风格。总之选择一个能让你跳起来行动的人。

你会惊讶地发现鼓舞士气的话语是多么地有效。

11
动机

143

第 4 部分

自我训练:对特殊人格对症下药

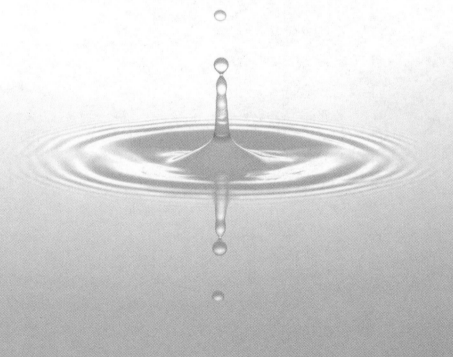

12 自寻烦恼型人格的自我训练

我还记得自己在上初中的时候第一次在书摊上看见《疯狂》杂志(译者注:美国流行的漫画杂志)的情形。就是封面上那个牙齿稀疏、满脸雀斑、头发蓬乱、诡计多端地咧着嘴笑的漫画男孩,深深迷住了我。在那张漫不经心的脸上,反应出了一种完全不被生活中的麻烦所困扰的态度,好像体现出了什么。不管是什么,总之是立刻给我留下了难以磨灭的印象(现在几乎 50 年后我还提到他!)。

想到这个遥远的、几乎被我忘却的、无拘无束的小孩,我笑了。阿尔佛雷德·纽曼,封面上的那个小孩,知道一些我没有领会的东西。可以从他的口头禅里找到证据:"什么,我会担忧么?"而在很长一段时间,我的口头禅却是:"什么,我不担忧么?"与阿尔佛雷德不一样,我经常就是人们所说的不光彩的自寻烦恼的人。

如果你认为自己是个自寻烦恼的人,那么你对烦恼一定很熟悉。烦恼,正如你所了解的一样,是你孩子气反应的杰作。如果你认为自己是个很容易担心的人,那么你也一定很熟悉"要是……怎么办?""要是我需要做牙根管填充手术该怎么办?""要是她问我去哪儿了该怎么办?""要是遇到交通阻塞该怎么办?""要是我做得不好该怎么办?""要是……该怎么办"是自寻烦恼的人为避免事情出现状况时(也就是说,失控的时候)所做出的第一反应。比如像生病、犯错误、把事情搞砸、在不注意的时候被别人发现缺点、觉得羞辱或是尴尬等,不过是自寻烦恼的人所烦的一小部分而已。

自我训练的回顾

小题大做的思维方式歪曲和夸张了你的失控状态。担心不过是一种想要扭转局面的神经质的尝试。

烦恼有什么不对吗？

时不时地有一些不经意的烦恼,这有什么不对吗？对大多数人而言,没什么不对,但是对自寻烦恼的人来说,烦恼绝对不是不经意的,也不是"时不时"的。忧虑,特别是长期的忧虑(是焦虑和抑郁的基础),会使你在心理上付出昂贵的代价,而我们的身体会把这些由于忧虑所带来的压力和紧张转化为头痛、胃部不适、荨麻疹、失眠、免疫力下降甚至是心脏病——更不要说焦虑和抑郁了。不管我们是尽力避免感冒还是避免患上癌症,可以肯定的是,我们的身体都很讨厌烦恼。

从情感上来说,烦恼也不是什么好东西,经常会让我们觉得失去平衡,缺乏安全感,而且经常让我们发狂。我们变成了只看到坏处的悲观者,在我们想到将来要发生什么不测,自己又该如何应对的时候,双手都要绞出汗来。自寻烦恼的人之所以烦恼是因为他们的世界里充满了怀疑和不自信。如果你不相信生活,那你注定会害怕。就算不是别的,烦恼也会让你感觉到至少你所做的一切与生活格格不入。我猜你可能会觉得对着空气吐口水也是什么大事件吧。

我们为什么会烦恼

很不幸的是,自寻烦恼的人觉得自己除了烦恼以外就没有什么别的办法了。对他们而言,烦恼是唯一在事情出错的时候还能生存下来的办法。如果认为他们稍微自满、懒惰或是太放松了,老天爷还自然会帮助他们——那真是想都别想！生活会给他们重重一击,让他们永远都恢复不过来。如果你是一个爱烦恼的人,你可能也深信,如果自己烦恼得够多的话,你也许能够推算出

（控制）所有的"要是……该怎么办"，然后就可以不再烦恼。换句话说，就是你烦恼自己什么时候可以不再烦恼。

有时，烦恼就是一种有害的控制欲：因为你在心理上对最坏的情形做好了准备，你试图把痛苦降到最低，而有的时候，烦恼就仅仅是变成恐慌的想法。比如，如果你不相信自己可以在早上的重要会议里挺过来的话，你可能就会发现自己陷入了一种杞人忧天式的心理状态：会想到自己可能丢工作，丢面子，而且从此以后再也不会有别的机会了，等等。当天要塌的时候，别指望还能睡好觉。

自我训练的回顾

烦恼是对混乱的预期。

前面几章提到，所有形式的控制——不仅仅是烦恼——都是试图要消除你所感觉到的不安全的状况。因为你不相信自己应对生活的能力——可以下意识地就成功做到——你只好开始想"要是……怎么办"，徒劳地想要推算出事情发生之前会发生什么不对劲。你被这样的观点蒙蔽了，觉得自己如果可以推算出前面有什么在等着你（时空旅行），你就不那么容易受到伤害，或者至少可以少受到伤害，或者至少你可以为此做好准备。这就好像是考试前想知道考什么题目一样。即便是杞人忧天式的恐慌也是一种想要做点什么的尝试，好像这样做总好过让天就这么塌下来吧。

自我训练的回顾

我们总是试图控制那些让我们觉得不安全的东西。

烦恼和担心

不要误解我，我绝不是反对你做计划。毕竟，谁又能否认，在做演讲之前好好准备，在长途旅行之前检查汽车的水缸，或是在坏天气的时候适当添加衣服是毫无意义的呢？对生活有所期待并不会让你成为一个自寻烦恼的人。只是你预期的对象有问题的时候才有可能出现状况，比如你过于关注怀疑、害怕和消极的情绪。那么，本来是常识的东西就变成了不是常识的自寻烦恼。

不论什么时候，我在做演讲的时候，都会料到有人会问："难道烦恼不是生活中的正常部分吗？我就没法想象要是我的生活没有任何烦恼了会怎样。你必须得承认，有时候烦恼也是件好事。"我的回答也总是一样的："不，烦恼从来都不是件好事！"我之所以会这么坚决地回答是因为我明白烦恼和担心的区别。

担心的状态是与周遭的环境和事实相关的。比如你听到天气预报说早晨上班的时候会遇到雨加雪。那么你会担心，预计在上班路上会多花时间，并且提前半小时上路，这些都是常识，是没有问题的。但是在同样的情形下，自寻烦恼的人可能也会提前半小时上路，表现出具有同样的常识。但是，不幸的是，由于烦恼是条件反射式的思维引起的，在接下来的时间里，自寻烦恼的人的想法的就不再是以事实或是周遭的环境为基础了，而是受到了不安全感的驱使。"要是我在路上被堵住了怎么办？要是我出交通意外了怎么办""要是……怎么办"并不是事实，只是由于不安全感而引发的心理上的想象。所以这就是为什么我说烦恼决不是件好事情的原因了。

自我训练的回顾

担心是健康的，因为这是以事实为基础的。烦恼却是破坏性的，因为这是以想象为基础的。

因为"要是……怎么办"在更多的时候是建立在不安全感之上的条件反射式的心理投射，烦恼基本上与实际的问题（事实）或是问题的解决办法无关。一个自寻烦恼的人备受长期的，通常也是强烈的不安全感的折磨。在前面的例子中，早晨出门坐车是很容易引发"要是……怎么办"的想法的，这就是烦恼的人缺乏安全感的假设："什么事情都是和我对着干的。只有为最坏的情况做好准备，我才能幸免于难。"

理解恐慌

有时候，烦恼的人还很有可能在自己的烦恼中再加上一些歇斯底里的因素。这很有可能就会导致毁灭性的综合效果,我们称之为惊恐发作。惊恐发作是由于错误的观点引发的,认为自己失去了控制或是无法应对生活的某些方面。伴随着这种错误观点,在情绪上或者身体上还会出现一些典型的、强烈的、明显的症状。对这些惊恐发作的人来说,急救室一定不是什么陌生的地方。在经过一组测试后,刚才还怀疑自己是心脏病的发狂的受害者被告知可以回家的时候(医生通常会告诉他们:"你的心脏没有问题,只不过是焦虑罢了,你得了惊恐发作症。"),他们一般都会非常挫败,不敢相信自己刚才觉得的心悸、头晕、迷失方向和濒临死亡的感觉不过是"自己的想象罢了。"

在特别的情况下,惊恐发作是很常见的。比如在人群聚集的电影院,有人大声喊"失火了",就会引起大多数观众的一连串恐慌。在受到创伤的情况下出现恐慌是正常的,而且具有较强的传染性。如果你是个自寻烦恼的人,过着有准备的生活,为迎接恐慌做好了准备,那么,让我们祈祷最好失火的时候你是最靠近出口的那个人吧。但是,对自寻烦恼的人来说,他们所面对的最大问题并不是火灾或创伤;而通常会是像电梯、桥梁、空地、飞行、驾驶、在公众面前演讲、参加考试等问题,当然,还有他们自己想象出来的世界上存在的一切混乱的可能性——所有的"要是……怎么办"的情形。

你可能没有意识到,但是烦恼真的不是什么免费的午餐。每次当你沉迷于烦恼的思绪中时,你不仅仅是在摧毁你的信心和信任,也是在增加你总体的不安全感的程度。随着不安全感的累积,到达临界点的时候,就会引起惊恐发作。正是因为这样的原因,有时候惊恐发作症才会看起来像是不知道从什么地方冒出来的。"我的心脏突然就觉得不对劲,然后就觉得头晕。什么都是好好的啊,我很放松,也过得很愉快。这到底是怎么了?"虽然有的时候恐慌(还有焦虑和抑郁)看起来和此刻所进行的一切没有什么关系,但是不要被这样的现象所迷惑了。其实你最近一定是在什么时候无意中滋长了不安全感。

如果你发现自己就属于这样的情况,没法找出具体的引发你恐慌的条件反射式的思维,那么你就要更积极地专注于你的"自我交谈"的整体的努力。只要意识到烦恼使你受到的折磨更多,你就能有效地运用"自我交谈"的方法来最大限度地缩减不必要的不安全感。只要不安全感没有累积到临界的数量,你就可以将恐慌清除出你的生活。就是这么简单。卷起袖子吧,不论何时何地,只要你可以,都耐心地挑战你的条件反射式的思维吧,一次挑战一个,到最后你就会充满信心。

自我训练技巧

当表现症状——特别是恐慌——看起来和之前的条件反射式的想法没有直接联系的时候,看看过去的 24 小时之内,自己是否用烦恼滋长了不安全感。

还记得那个经典的儿童故事《忧天小鸡》吗?在这个故事里,当一个橡果打在小鸡的头上时,这只有着典型的杞人忧天性格的小鸡,就坚信天要塌下来了。在大街上歇斯底里地奔跑,它的恐慌也影响了公鸡彭妮、鸭子那克和雄鸡洛克。正如忧天小鸡和它的那帮自寻烦恼的同伴们发现的那样,正是它们的恐慌,使自己成了狐狸罗西的美餐。这个故事的寓意就是:要是恐慌击倒了你,你就有可能被它吞噬。

有更好的办法

不论在任何对抗的情形下,如果你都能保持相对的冷静,那么你不仅能更清楚地思考,也能从本能上更好地保护自己。不要把自己的反应限制在孩子气的想法中,难道相信自己的本能,自觉可以有能力做出必要的反应,不是一件更有意义的事情吗?肯定是的。提醒自己,预期和烦恼都不是事实:"如果她对我这样说的话,我就要那样说……"就好像时空旅行是科幻小说家喜爱的主题一样,心理上的时空旅行(也就是说,离开以现实为基础的当下,来到并非事实的未来)也是自寻烦恼的人喜爱的主题。如果你愿意鼓起勇气活在现在,相信自己的本能和直觉可以应对未知的世界,那么你也就打开了你全部的潜能,可以不再恐惧,不再担心什么可能或者不可能马上就会发生。

终极目标:对生活积极

如果你是个烦恼的人,你可能会同意,一个更自然的、少一点僵化安排的生活要比你现在所拥有的拥挤的、烦躁的生活更令人向往。你可能会同意，但是对此却不抱以信任。你还是固执地相信，只有对生活做过准备和排练，你才能拥有这样的生活。在你孩子气的歪曲的思维看来，只有通过烦恼才能过上这样的生活。那么假设我现在来做一个很荒谬的实验，在没有什么预警的情况下，我向任何一个走进我办公室的自寻烦恼的人扔一个枕头。肯定很少有人会确定地认为，他们本来是可以猜到我要做什么的，他们也一定不会烦恼地说："为什么我要让这样的事情发生？"

自寻烦恼的人相信（或者至少他们表现出来他们相信），生活是某种精确的密码，而只要他们够努力，时间够长，"要是……怎么办"就是解破密码的方法。当什么事情让他们吃惊的时候，他们会摇着头说："我早就应该知道会发生这样的事。"自寻烦恼的人绝不允许把事情搞砸——这是很危险的：这就像是问"要是他下次治疗的时候还向我扔枕头怎么办"一样荒谬。不幸的是，烦恼会产生焦虑、紧张、恐惧和抑郁——这些都是清晰和有效的思考的敌人。

简单的事实就是，如果你选择用僵化的、狭隘的或者是经过预演的方式来应对生活，你就会变得越发的没有效率，就会变成控制欲的又一个受害者。最好的办法就是用"自我交谈"的步骤，最后学会"随它去，让生活展现其活力。"你可以通过更积极的方式来做到这一点：当生活不管扔给你枕头或是别的什么挑战的时候，你要相信自己的本能和直觉可以让自己幸免于难，知道你自己可以做出恰当的反应。

在最开始，要对生活表现得积极也许听起来不大可能，但事实是，在没有受到威胁的时候你也能这么做。想想你和觉得待在一起自在的人的谈话吧——比如和配偶、父母、兄弟姐妹或者某个朋友的谈话的情形。那个"让你觉得自在"的人说了什么，你相应地做出了回应。对话很自然地流淌，以这样的方式在你们之间进行，是吗？你并没有对自己要说什么特别思考、排练或是烦恼过，你就是随着对话的进行而有所反应，在此刻，对话就是这样进行的。这也是积极的反应！当你走出烦恼，预期和控制的想法（这样的情形在你和"觉得自在"的人的谈话中就发生了，因为你觉得有安全感）以及让自己的本能和直觉来积极应对的时候，就会出现这样美妙的事情。对生活的积极的反

自寻烦恼型人格的自我训练

应使你走出烦恼的僵局,让你的生活也更自然和有效地进行下去。

在结束这个概念的讨论之前,我还要给你一个提醒。最近在我做完演讲后,一个年轻人走向我,挑战我的演讲内容,他说:"我觉得你说得不对。我有天反应很积极,但最后却以彻底的尴尬而收场。"我让他说得详细点,于是他解释说:"我打算把圣诞礼物退回商店,促销小姐对我说'对不起,先生,你不能在这里退货。'我满脸通红。我还记得当时的想法,他们想欺骗我!我就知道,我绝不允许这样的事情发生在我身上!"是的,这个年轻人的确是积极的反应了,不过,很不幸的是,他是对条件反射式的、缺乏安全感的思维模式做出了积极反应("他们想欺骗我!")。他不能退货的真正原因,正如他后面所发现的那样,是因为东西不是在这家商店买的。

除非你用"自我交谈"的方法来建立起自信的基础和意识,不然,你就会像那个尴尬的年轻人一样,发现自己的条件反射式的思维影响了自己的反应。我之所以有这样的提醒,只是想你能把对生活做出积极反应看作是完成动作的一部分,但是不要认为这可以取代之前的"自我交谈"的训练。

自我训练的回顾

积极地应对生活是完成动作训练的一个部分,不可以用它来取代"自我交谈"的方法。

由儿童肥皂箱赛车所得到的教训

一旦你建立了自信的基础,要积极应对生活就成了你的目标,你要松开由于烦恼、怀疑、害怕和消极所拉紧的刹车。我就记得自己曾有过的关于"刹车"的经验。那是我大约 9 岁时的一个夏天。我用一些破旧的丢弃的木材和一些儿童车生锈的轮子,尝试着组装了我的第一辆肥皂箱赛车(任何在 50 年代成长起来的男孩子都会梦想着有一天可以去俄亥俄州的阿克伦城参加肥皂箱赛车的比赛)。我的肥皂箱赛车不是很好看,但是很实用,很惹眼,有一个艺术级的摩擦刹车,一个不太成熟的方向盘,最后我还用最近在车库里偶然发现的油漆将它涂成了亮红色。

我带着这辆车来到了镇上最长最陡的山坡上。我泰然自若地坐在山顶上，急切地期待着我的处女行，我的思绪这时开始漂浮了。要是我的车撞毁了怎么办？要是方向盘不管用怎么办？虽然很担心，我还是出发了。不幸的是，我总是不停地拉刹车。到了山脚，我觉得非常生气。因为我毁了本来该是很棒的旅行。我拖着肥皂箱赛车，决定克服自己的恐惧，信任我的小赛车，我顽强地爬上那个长坡，每吃力地爬一步，我就发誓，在下一个旅程中，我决不使用刹车。我永远都忘不了那个旅行！在从山顶飞速驶下时，我可能达到了时速48千米，风在我耳边呼啸，我只感觉到难以置信的快乐、激动和满足。这本来就该是我的赛车带给我的感觉。

那么你怎么样呢？是不是烦恼限制了你生活中的快乐和激动呢？如果你想让生活运行良好，想松开条件反射式的思维的刹车，那么下次再去参加聚会的时候，不要先做出预期，只管出席和做出反应就好了。担心会遇到不认识的人？不用排练，保持信心，自然反应就好。还担心自己不知道如何应对明天吗？那你何不在醒来的时候把一只脚放在另一只脚的前面，想想如何打开？这就是积极地生活。这就是勇敢地生活。这就是你要做的。

随它去——积极地生活

在我的行医经验中，我发现，如果只是简单地告诉某人"随它去，不要专注于那些和焦虑与抑郁相联系的怀疑、害怕和消极的情绪"，往往会引起病人的困惑，"我好像就是做不到。我越想随它去吧，我就越专注于这个念头，我就越气馁。"对这样的困惑的简单治疗方法也是去学会如何积极应对生活。下面这个简单的画面可以阐释这个要点。

假想你现在正在开车，窗户都已经摇下，一边享受着美好的暖风，一边听着自己最喜爱的唱片。突然，一只松鼠闯到你的车前。你会怎么做？出于本能，你会踩刹车的同时猛扳方向盘，以避免撞到这个小家伙。没有任何正式的思考，你就这么做了，你就做出了反应。

要说到开车,你不会在开车的同时还做出假设:"要是一只松鼠闯到我的车前,我是应该先踩刹车还是应该……"你之所以不会这么做是因为你相信在那一刻,你有能力在路况发生变化的时候做出恰当的反应。在缺乏安全感和烦恼中生活就好像是在假设生活中的松鼠一样(也就是怀疑、害怕和消极等情绪)。下一次,你如果发现自己又在假设、烦恼或是反思的时候,提醒自己:不要再去想那只松鼠了!相信你自己的直觉,不管在人生的道路上遇到什么样的情况,你都可以恰如其分地做出反应和应对。将你自己从充斥着假设的烦恼中解脱出来,打开音乐吧!

 自我训练建议

为了能促进"自我交谈"的效果,你有必要对自己为何烦恼以及烦恼的方式非常熟悉。因为烦恼是焦虑和抑郁的基础,你必须要尽力消除这个有害的习惯。用下面的图表作为样板,来倾听和改变自己的烦恼。

烦恼的念头	孩子气的反应(想象)	直接的自我交谈(事实)
我不希望女儿去参加班里的旅行活动	我知道她一定会出事。要是她走丢了怎么办?没有人会像我一样那么关注她	我不能让自己的孩子气毁了我女儿的这次旅行。如果我真的感到不安,就应该打电话给学校,谈谈我的担心
我不想生病	我好几个月都没有生过病了。我知道我该生病了。我最害怕的就是呕吐,而我现在就出现了这样的症状。你一定知道人们所说的自认倒霉是什么意思。现在,我可以肯定自己是得了胃肠感冒	没有人想生病——特别是我。但是老是去想"要是……怎么办"肯定是没什么意义的。我拒绝用烦恼的方式来思考问题,我可以掌握自己的命运

13　刺猬型人格的自我训练

　　在我们尚未讨论什么是刺猬型的人之前，先做一下下面的自我测验，看看自己是否有这样的倾向。用"是"或"否"来回答下面的问题：

是	否	我经常感觉自己的情感从不喜欢就跳到了憎恶。
是	否	如果与人太亲近，他们就会伤害到你。
是	否	我常常觉得受到威胁。
是	否	我常常觉得非要报复不可。
是	否	我常常觉得受到攻击。
是	否	当我一个人的时候，我觉得最安全。
是	否	我不相信他人。
是	否	我太消极。
是	否	我太疑心。
是	否	我与他人的关系常常充满了憎恨。
是	否	我常常嫉妒。
是	否	我常常觉得自己被拒绝。
是	否	我常常在别人反对我以后很久还记恨他人，久久不能忘怀。
是	否	我太喜欢竞争。

　　如果你回答"是"的个数在 11 到 14 之间，那么你有很强的刺猬人格的倾向，要意识到在没有"自我训练"的介入之前，也不要让这些特别的习惯持续太久。如果回答"是"的个数在 8 到 10 之间，说明你有中度的刺猬倾向。要留意

本章中提出的警告,不要让刺猬型的敌意继续发展。如果个数在 4 到 7 之间,说明你只有少许的刺猬倾向。然而,你很有可能在应对压力的时候偶尔会出现刺猬的防御型的倾向。3 或者以下的个数说明你没有刺猬型人格的倾向。

不要伤害我

在超市的快速结账通道,你是否会因为看见别人的购物车里有太多东西而冲别人喊叫?在路上的时候又是什么情形?当你着急赶路的时候,是不是因为有另外一个司机在路上变道,你就疯狂地按喇叭?如果有谁伤害了你,你是否会报复?如果有人批评你又会怎么样呢?这个人是否会变成你的敌人?你的座右铭是"我不会发狂,但我会报复"吗?如果这些描述中有任何一条符合你,或者你想这么做,那么你可能也有条件反射式的思维模式,在这里,我叫做刺猬型的人格倾向。

你见过刺猬吗?很难再找到有比它更可爱的动物了。把一只安静的刺猬放在手掌中,你会有丝绸般柔软的舒适感觉和可爱的美妙感觉。但是,当它们被激怒或是处于防卫之中时(对这些机警的小家伙来说,这很容易办到),就会卷成一团,向各个方向伸出像豪猪一样的刺。刺猬的这个形象就是大家都不喜欢的了。

刺猬通过击退危险来保护自己。一个有控制欲的人在感觉到不安全或是失控的时候,也可能会采取同样的防御机制。一个平常看起来和蔼的人,也可能会突然因为敌意而伸出刺猬一样的刺。敌意对于人的影响是可以预见的:它使人退却和气馁。刺猬式的控制方式是通过制造身体上的或者情感上的距离,使他人无法靠近自己。敌意有很多种表现形式。可以是被动的、好斗的、过度的、不愉快的、抵抗的或者就只是任性、坏脾气的。但结果通常都是一样:"任何人都别想从我这里占便宜!"

刺猬型的防御机制特别重要,因为它会对你的个性,还有你周围的人都产生深远的影响。虽然大多数的人都会同意,自寻烦恼的行为很明显,而且充满压力,但刺猬型的行为通常比较隐蔽,不大可能会被看成是患者的个人问题,而好像是别人的过错一样。因为愤怒和敌意会把他人推开,所以刺猬型的人总是以一种"谁在乎他们"的态度来使自己有不受伤害的感觉。刺猬型的防御机制可能存在的时间很长,相对隐蔽,而且与其他一些个性相比,更容易被包容(因为很少有人会待在刺猬型的人身边)。虽然这样的行为比较容易被别人包容,但不意味着不会产生后果。因为其对生活的腐蚀性、防御性和消极的态度,刺猬型的人特别容易出现抑郁或是情绪上的困扰。

从传统来说,敌意的表现形式都是牙关紧咬、声音紧张、态度对抗,但也有其他的表现形式,特别是很少在脸上流露出来的不愉快的情绪。这是被动的敌意。这是小孩子和像小孩一样的成年人最喜欢的防卫方式。如果你向被动型敌意的刺猬型的人提出问题,他们很有可能假装没有听到你说的话,让你觉得灰心、生气和无能为力。被动的刺猬型的人表现出的幽默也常常会让你觉得很不舒服,比如,他们会说:"你真的觉得我会在意你没有邀请我去参加婚礼吗?我当然能理解你,宾客名单毕竟有限嘛。我只是想开个玩笑问问你,是否可以在接待大厅的外面再摆上一张桌子,好招待你的这些不算太亲密的朋友。"这些刺猬式的幽默,很少是真的出于幽默。如果你还在疑惑为何某个朋友没有回复你的电话,那么有可能你的朋友是有点像刺猬型的人,他正被动地给你一个教训呢(让你不愉快),因为上周你取消了出去吃饭的计划。不管敌意是以明显的方式还是以被动的方式表现出来的,都会很伤人。

部分时间的刺猬

许多还不太老练的刺猬型的人只是部分时间表现出这样的特点。因为他们的对抗还很少,这些部分时间的刺猬在大多数时间里能够把刺收起来。所以,当这些人掩盖了自己刺猬式的生活方式的萌芽时,这就是个问题了。

如果我和山姆上个星期没有一起讨论过他的孩子气反应的本质的话,他现在可能都还没有注意到自己有向刺猬型的敌意发展的趋势,或许他也注意到了,但是可能很快就否定了。

山姆是一位36岁的会计,因为觉得轻度的抑郁和"没有目标"而前来咨询治疗。山姆和全家在周末的时候坐飞机到迪斯尼乐园去度假。一到租车亭，他就被告知没有他预定的那种篷车了。看到妻子脸上失望的表情和孩子们不耐烦的神色，山姆平时温和的处事方式就突然一下子崩溃了：

　　当租车亭的那位小姐告诉我她对出现这样的混乱很抱歉，但也无能为力的时候，我非常生气，但还没有到心烦意乱的地步。然后，我听到妻子在嘟嘟囔囔地抱怨。她一定是非常疲惫和失望。不知道什么原因，听到她的抱怨让我觉得好像受到了威胁。我没法解释是为什么，我也不明白。我隐隐觉得自己应该表现得更像个男人。家人需要我！起因就是这样。突然之间，我感觉到一阵敌意：这女人到底以为自己是谁？没有人可以这样对待我！

　　最初，我还可以控制我的愤怒："我无法接受，"我说到，"我不想听任何借口，我就想要那辆车。"那位小姐傻笑着，摆出一幅"我可不吃这一套"的表情。她绝对是在挑战我！我不禁勃然大怒。我用更大的声音，几乎是喊着对她说："我要见你们经理。打电话给你们经理。因为你们的所作所为已经超越了我容忍的限度！"我的火气越大，我的思维也就越混乱。我讲的话都有些离谱了："你们以为我是傻瓜，你们才是傻瓜……我要告你们……你们给我等着，我要打电话给我的律师！"

　　当我看见妻子尴尬的表情和孩子们躲在一边满脸难以置信的样子时，我激烈的长篇演讲戛然而止，结束和开始一样突然。就好像是一块板狠狠地敲了一下我的头，我立刻就安静下来了，而且心烦意乱。我不记得当时那个女孩子讲了些什么。我只是想赶快离开。太糟糕了，我觉得好尴尬。

　　我只是想表现得坚强，不想让任何人利用我。但最后我却感觉无比糟糕。我到底是怎么了？我一直都觉得自己是个不错的人，但是我也变成了魔鬼。那位小姐本不该受到我那一番话的打击。一旦我失控，什么也阻止不了我。我完全被暴露在大庭广众之下，无比尴尬，倍感丢脸。我恨不得有个地缝钻进去！

山姆的爆发是百分之百的、不折不扣的刺猬型表现。而销售小姐的冷漠态度是最后的致命打击。山姆的大丈夫气概以及作为父亲和丈夫的形象受到了威胁，令他觉得自己别无选择，他要让那位小姐知道自己的厉害。他的思想宣布说："欺骗我家人的人就要受到惩罚！"最让山姆感觉到生气的是最后他觉得自己失控了。

可事实的真相是山姆可以选择不这样做。他可以不必表现得如此敌意，也能轻松地保护自己的家人。不幸的是，刺猬型的人信心不足。他们认为你要是不采取防御措施，别人就会占你的便宜。这是一个重要的特征。大多数人在受到挑战的时候，都会有一点自我防卫，而刺猬型的人，不会采取防卫方式，他们会直击对手的要害（当然，被动敌意型的刺猬人是个例外，他们喜欢用不太直接的、伪装的办法）。一个健康的人，在面对攻击的时候会肯定地加以回应，会关注什么是必要的行为，而刺猬型的人在面对挑战的时候（不管是真的还是想象的），会抱以敌意的态度。对山姆来说，本来只要肯定地表达出自己的失望就好了（"我要见你们经理"），结果却变成了梦魇。他不仅没有控制住局面，反而以尴尬和在大庭广众之下丢脸而结束。

过去，山姆也有过类似的经历，也会崩溃和沮丧一会儿，但过后就算了。从过去的经历中山姆并没有吸取到什么教训，因为他觉得自己的敌意是保护自己的必要手段。不幸的是，山姆的对抗开始让他自己感觉到越来越多的焦虑和压力，因此他也就认为生活变得越来越混乱了。他同样也担心，自己的消极情绪越来越强烈。其实对刺猬型的人来说，这是关键的第一步：承认敌意是自己的问题。山姆已经准备好尝试一下"自我交谈"的方法了。

下面是山姆的"自我交谈"成果的浓缩版：

 自我交谈的步骤 1

回顾：区分事实和想象，学会倾听

练习倾听自己的想法。问问自己："我所听到的这一切是成熟的、有理性的、合理的，还是悲观的、过分情绪化的、孩子气的、缺乏安全感的？是我自己的想法，还是孩子气的想法？"如果这是孩子气的反应，那么就一定是想象的。

山姆用步骤1，区分事实和想象的方法，和我一起回顾了他刚才的描述。最先出现孩子气反应征兆的是当山姆觉得自己作为一个男人的形象受到威胁的时候。他还能记起当时自己的反应里那种原始的、缺乏安全感的心情，特别是当他在心里想到"这个女人到底以为她自己是谁啊"的时候。通过回顾自己的反应，山姆很容易就发现孩子气的反应让他变得想发脾气。想发脾气的一瞬间就出现在这样的想法上："她绝对是在挑战我！"其实对销售小姐的表情本来是可以做出很多其他的解读的：沮丧、生气、不耐烦、胃痛或者就仅仅是因为她这天站的时间太长了。而山姆所做的就是去猜测他人的想法。他把自己所看到的一切解读为对自己大丈夫气概的挑战（顺便提一句，山姆的完成动作的成果展示出，他之所以会有这样的倾向是与他的父亲有关的，他的父亲是一个魁梧的钢铁工人，绝不允许自己的儿子表现出任何脆弱。山姆到现在似乎都还能听到父亲的警告，"像个男人样！"）。

 自我交谈的步骤2

回顾：不要理会条件反射式的思维

当你意识到是自己的孩子气反应在说话时，下决心不要去理会。然后就真的不要理会！

山姆不仅仅听从了自己孩子气的反应，而且还让自己表现得像个孩子。从理论上来说，当时在那样白热化的冲突中，山姆应该不要理会自己的孩子气的声音（自我交谈步骤2），不要理会孩子气的恐慌给自己带来的条件反射式的、崩溃的感觉，而应该采取更实际的、成熟的回应方式。为了能够真正做到有效地制服自己的乱嚷嚷、疯狂的孩子气反应，做一些"自我交谈"的训练是很有必要的。山姆，或者你，要是指望不通过"自我交谈"的理解和练习，就能摆脱孩子气的反应，那是不现实的。要是山姆在他的这次迪斯尼灾难之前就做过一点"自我训练"，那么他可能会这样反应："这也不是什么大不了的事！"然后，深吸一口气，说道，"我的孩子气不会让我不知所措！我不会让这件事毁了我的假期（步骤3，随它去）。我还是很喜欢佛罗里达。"

自我交谈的步骤3

回顾：随它去

在你摆脱了孩子气对你思维的控制以后，再做点什么。那就是在信心上再跨越一步，不要再去理会条件反射式的思维。

山姆也发现，通过将自己孩子气的反应个性化，他现在能够比较容易地猜测到自己的刺猬型的反应。他把自己的孩子气反应称作"孩子特拉维斯"。这个名字取自一部山姆最喜欢的电影《出租车司机》，由演员罗伯特·德尼罗扮演。里面的角色，特拉维斯·比克，是一个痛苦的、偏执的、自作主张的义务警员——是山姆的缺乏安全感的真实写照。特拉维斯的名言就是："你是在和我讲话吗？"每次当山姆发现自己有特拉维斯的表现时，他就会立刻想起电影里面那个恶心的、疯狂的角色，于是，他就可以很容易地把特拉维斯的声音和自己健康的、实际的、更成熟的声音区分开了。

山姆开始意识到，自己的敌意并非来源于真正的威胁（是想象），而是来源于自己头脑中的威胁——是自己孩子气的反应所造成的。明白了这个简单的事实以后，他就可以开始调整自己的思维方式，可以用更合理的方法来处理冲突。步骤2，不要理会孩子气的思维，这一步对山姆来说非常关键，因为他看到了其他的选择项。回顾与销售小姐发生冲突的那次事件，山姆有了如下感悟：

> 我真希望可以回到过去，重新处理那次租车事件。我本来是没有打算再面对这个问题的。但只要一想起这件事情，我就觉得很可笑。特拉维斯（山姆的孩子气的反应）让我相信，我的大丈夫气概受到了威胁。我就这么让他操纵了我。从现在开始，我才有发言权，特拉维斯没有！我当时之所以会发狂的唯一原因就是我让自己相信自己受到了攻击。
>
> 我终于开始有点明白这个道理了。今天早上在商业街，我就有一次类似的经历。我正准备把车停进车位的时候，不知道从什么地方冒出来一个家伙，从另一个方向开过来，占了我的车位。我的特拉维斯差点就要跳出车了，但是我拉住了他，我深吸了一口气，告诉自

己,我可不想让自己表现得像个傻瓜,然后就将车开走了。当然,我本来是可以吹响战斗的号角,冲那个家伙破口大骂的,但是我了解自己,我知道每次这样做了以后,都要付出代价,沉重的代价! 我大概花了一分钟左右的时间才放下这件事情,但是我做到了,当我的确做到的时候,感觉棒极了。也没有什么了不起的,但是我确信自己是可以有选择的。有趣的是,我也没觉得自己不像个男人。我想你一定会说我终于克服了过去的老毛病。

全天候的刺猬

有些人和山姆不一样,他们没法用"自我交谈"的方法来阻止自己的刺猬型人格继续发展,这些人长时间地任凭自己的敌意和消极情绪持续下去。像山姆那样时不时地出现刺猬型特征的人,还可以表现出友善,而全天候刺猬型的人,即便觉得自己可以掌控局面,也会很容易习惯性地表现得令人不愉快。看看萨莉的例子,你很快就会明白为什么要立刻制止刺猬型的倾向发展下去:

> 萨莉是一个三年级的老师,因为总是出现过失而常常受到校长的批评,比如上班迟到、无人看管班级等。萨莉来治疗的时候非常恼怒:"我是在和一群白痴共事,"她告诉我,"在最后一次全体教员大会上,我说出了自己的观点。还有许多老师也非常的不专业。为什么偏偏挑出我一个来批评? 我指出了这些人的名字! 我才不在乎谁会陷入麻烦呢。我也不在乎谁是否喜欢我。说完以后我就进到自己的办公室,关上门,处理自己的事情,3:30 的时候离开。"萨莉用自己的愤怒控制了局面,而且她的敌意也确实带来了她想要的结果——人人都避着她。

在刺猬型的人眼里,世界上只有两种人,威胁自己的人和可能给自己带来威胁的人。这样的心理就好像是躲在碉堡里一样,任何一个人都可能是敌人——邻居、老板甚至是自己的配偶。在黑暗的碉堡里,刺猬型的人通过狭小的窗户口来凝视这个世界。因为这样的视角很有限,那么掉进井蛙之见、非此即彼的思维模式或是揣测他人的陷阱里也就很常见了。

萨莉,就是典型的井蛙之见和非此即彼的思维模式,正是因为她的敌意,使得她可以无视别人的指责。如果你愿意宽容一点——非常宽容的话,你也许会说这不过是一种正当防卫。萨莉觉得自己有必要为自己辩护,不受同事们的攻击,可真正的问题并不在同事的身上,问题来源于萨莉自己。她没有认识到自己的不负责任的、孩子气的行为。萨莉应当走出自己的碉堡,对世界有更宽广和客观的看法。她不仅要纠正自己的思维方式,还要纠正自己对世界的感知,收起尖利的刺。

问问自己,是否对生活的看法太狭隘了?你是否看到的消极因素多于积极因素,威胁的手势多过友善的表示,敌人多过朋友?与别人的对抗是否变成例行公事?你是否生活在碉堡中,过分保护自己和对攻击过于敏感?最重要的是,是否敌意已经变成了你生活中固定的一部分?如果真是这样,就要严肃对待这些完全可以避免的习惯了。

不要因为敌意是掌控局面的权宜之计,就受其蒙蔽。最后,所有的这些不愉快都会导致紧张、易怒、睡眠障碍、社交和婚姻冲突、消极情绪,而且,还因为这些举动的强烈的防御机制,导致抑郁症。不管你喜不喜欢,敌意都会把你变成一个恶棍。最开始只是想试着逃离焦虑,但随着时间的推移,与焦虑和抑郁一起慢慢变成了抵抗性的个性模式。

刺猬的陷阱

在第 6 章,你已经了解到了需要避免的各种不安全感的陷阱(想当然的陈述,要是……怎么办,等等)。而刺猬型的人格特别容易受到某些陷阱的迷惑:嫉妒、固执、种族主义和偏见、竞争和威胁、恐惧以及胁迫。这些陷阱,对那些没有防范的刺猬型的人来说,非常具有杀伤力。它们的共同倾向就是把别人看成是敌人。

嫉妒

嫉妒在任何关系中都是祸根。刺猬型的人,因为会预先设想被拒绝的情形,所以特别容易产生嫉妒。因为刺猬型的人通常设想的都是最坏的情形,他们生活在持续不平衡的状态下——是一种极不安定的状态,很快就会让人难以忍受。为了能够控制局面,刺猬型的人会变成嫉妒中的强硬派。要点:嫉妒不过是被压抑的控制欲的另一种表现形式。

固执、种族主义和偏见

固执、种族主义和偏见是刺猬型的人表现出的特别棘手的问题。这些问题很特殊,因为它针对的是匿名的人群或群体,而不是与你有过冲突的个体。这些匿名的人群或群体让你有不安全感。你活在自己投射的仇恨和敌意之中,于是试图让自己远离那些你觉得会伤害你的人。事实上,这是在内心里远离那些你觉得会伤害你的不安全的因素。

竞争

虽然刺猬型的人在竞争中似乎总能获胜,他们却非常讨厌竞争。不管挑战是真实存在的,还是存在于想象之中的,都会让他们觉得陷入了困境,因为所有的挑战在他们看来都是对自己的掌控的一种威胁。不管是和朋友一起网球比赛,还是和同事在上司面前争宠,刺猬型的人很快就失去了判断力,变得特别狭隘和极端。

竞争和威胁、恐惧以及胁迫

和竞争一样,威胁、恐惧以及胁迫都是刺猬型的人的毒药,都会引起条件反射式的敌意的回应。这些有意挑衅的经历要求你做出快速、补偿性的反应。

我是一个刺猬型的人,还是只是感觉到生气?

我们怎样才能辨别自己的敌意的感觉是否恰当?毫无疑问,有的时候生气是正确的反应。当某人伤害、侮辱我们或是让我们丢脸和尴尬的时候,感觉到生气就是正常的。当生气还伴随着不安全感,感觉更像是控制而不是自我防御的时候,那么伤害、侮辱、羞辱或是尴尬就呈现出了新的意味。此时愤怒开始变质。在别人对我们冒犯之后很久,我们还沉浸在自己的敌意之中。变质的情绪表明一个信号,刺猬型的不安全感出现了。

我想起一个关于两个禅宗的和尚的故事,两个和尚沿着一条小河前行。遇到一位悲伤的年轻女子,老和尚上前询问原由。原来是年轻的女子急于过河,可又害怕湍急的河水。老和尚抱起年轻女子过了河,到了对岸才将她放下来。然后,两个和尚继续沉默地赶路,接近傍晚的时候才停下来休息。年轻的和尚再也忍不住愤怒,脱口而出:"我简直不敢相信你竟然抱起那个年轻女子,和她有肌肤之亲。"老和尚回答说:"我只是那一会儿抱了她而已,而整个下午你的脑海里都没有放下她。"年轻和尚之所以会愤怒,其实并不是针对老和尚的,只是反映了他想与女性接触的压抑的欲望。老和尚的举动深深地击中了他的内心,使他再也忍受不了了。

　　如果你曾经遇到过这样的情况,愤怒不仅没有马上消失,而是与你撞了个满怀,那么你要小心了。就像那个年轻的和尚一样,愤怒通常还有更多的含义。当你愤怒的时候,不要去质疑他人的缺点,而要去想想,其实是自己的不安全感使得自己感觉失控。

 自我训练技巧

　　正如在上一章里提到的一样,学会积极地生活是自我训练的目标。但是,如果你容易变得像刺猬一样有敌意,就要记住,冲动的、条件反射式的反应对你来说是个问题。正是这个原因,你就有必要特别留意,积极地去应对生活只是你完成动作的一部分,一定要确保之前先进行过充分的自我交谈。

 自我训练的回顾

　　变质的愤怒是由于缺乏安全感引起的。

 自我训练建议

　　在任何特定环境里,凡是出现了给自己的生活带来破坏、困难、焦虑和抑郁的反应,都用磁带记录下来。这样做可以让你了解什么是真正的孩子气反应。当你试图表达或者写下自己的想法的时候,通常情况下你都不能区别那些能反应出孩子气本质的语气、感觉和精神的细微差别。这样的情况对刺猬型的人来说就特别明显。倾听你的孩子气的敌意和消极情绪,可以让你真的恍然大悟。

虽然没有必要每天都做记录,但我还是建议那些孩子气反应比较严重的人每天都做。一旦你可以开始真的听到自己的孩子气的声音的时候,就没有必要用录音机了。

14　乌龟型人格的自我训练

做一做下面的自我测验,看看自己正常的缩头乌龟的倾向(也就是,偶尔从压力中解脱出来)是否正在向非正常的逃避和控制的趋势发展。用"是"或"否"来回答下面的问题:

是　否　我不愿意面对冲突。

是　否　我愿意一个人待着。

是　否　我的兴趣爱好不多。

是　否　我看电视的时间过多。

是　否　我喜欢一个人工作。

是　否　和大多数人的关系都处不好。

是　否　我讨厌电话。

是　否　我朋友不多。

是　否　我讨厌承担社会义务。

是　否　在聚会中我很不自在。

是　否　我常常迟到。

是　否　我喜欢面对事情,而不喜欢面对人。

是　否　越安全越好。

是　否　我不愿意接受批评。

如果你回答"是"的个数在 11 到 14,你肯定是缩头乌龟的个性,要意识到,在没有"自我训练"的介入之前,也不能让这样的习惯持续太久了。回答

"是"的个数在 8 到 10，说明你有中等程度的缩头乌龟式的生活方式。要留意本章中提出的警告，不要让自己乌龟式的逃避主义再进一步发展了。回答"是"的个数在 4 到 7，说明你几乎没有太明显的乌龟式的脾性。但是，你也有可能在应对压力的时候会偶尔出现乌龟式的自我防卫。3 个或者以下，说明你没有太明显的乌龟式的脾性。

我，是缩头乌龟吗？

当你想起乌龟的时候，最先出现在你脑海中的是什么？是它的壳，对吗？当生活太难熬的时候，乌龟就会缩进它陈旧的壳里，等待时机有所改善的时候再出来。人类没有壳，但人类有时候的表现就好像是要缩进壳里一样。焦虑和抑郁可以促进缩头乌龟式的行为。对过分焦虑的人而言，躲进逃避的壳里可以有效地避开长期的或是巨大的压力，而对那些倍受困扰、抑郁的人而言，躲进壳里就意味着进了避难所，原来不能忍受的也可以忍受了。

所有乌龟式的经历都有一个共同点：在面对生活中某些你觉得不能掌控的部分时，你选择了退却。一旦躲进自己的壳里，你就觉得受到了保护，有安全感，自己可以控制了。可以证明的是，历史上最有名的（虽然很怪异）乌龟型的人是一位聪明的发明家兼精明的商人，亿万富翁霍华德·休斯。为了能确保自己完全与世隔绝，特别是在他生命中的最后几年，休斯陷入了妄想症和吸毒。他住在拉着黑色窗帘的豪华酒店房间里，虚弱且疯狂，一点一点地滑向自己一手打造的疯狂控制的乌龟壳的世界里。比如，据说，休斯的一个助手，就在星期天的复活节的早上被传唤到休斯的避难所里，去打一只悄悄潜入其中的苍蝇。霍华德·休斯有这世界上的一切财富，却发现自己买不到最想要的东西——绝对的控制。

没有人可以建造出完美的壳，就是亿万富翁也不行。总是会有苍蝇嗡嗡地飞到什么地方。当然，不是所有乌龟式的行为都像霍华德·休斯那么明显和古怪。事实上，大多数乌龟式的行为都是一些正常的、每天都可见的举动。我知道这样说很混乱，可实际不然。你必须了解的是，对乌龟式的行为的定义

不在于你做了什么,而在于你如何去做。比如,看电视,听音乐,或者只是读一本好书:

■ 如果你做这些事情的原因是为了放松,那么你的行为就不是乌龟式的。

■ 如果你做这些事情的原因是想要创造一个避难所,逃避现实,或是与世隔绝,来达到控制生活中的某些方面,你的行为就是乌龟式的。

缩头乌龟式的行为不是去应对生活,而是任何去逃避生活的行为。可是难道我们不需要偶尔在压力中逃避一下吗?当然,从这个意义上来说,少量的缩头乌龟式的行为是完全正常的,而且有时也是生活中必须的部分。我们有的时候的确会表现出乌龟式的行为。嘿,所以这就是我们要休假的原因了,对吗?和生活中的许多其他东西一样,适量的乌龟式的逃避行为不会对你有任何伤害。而且偶尔出现的逃避行为也不会让你变成缩头乌龟。就像前面提到过的其他缺乏安全感的陷阱一样("要是……怎么办","小题大做"的思维模式,"非此即彼"的思维模式,刺猬型的自我防御),乌龟式的行为也只有变成持续地想要控制生活的方法(而非暂时的逃避)的时候,才成其为问题。

如果乌龟式的行为能用来重新恢复精力,那么它就是有益的。可不幸的是,在无意之中所出现的"反弹"和重组,特别是又伴随着缺乏安全感的思维模式的话,就很有可能演变成逃避生活的严重的习惯。但是一定要弄清楚这一点,并不是生活或者环境的需求才使得人们出现过度的缩头乌龟式的反应;而是条件反射式的思维产生使你做出了这样的假设,认为自己无法应对各种各样的挑战。一旦你接受了这样的假设,就会快速地逃进自己与世隔绝的壳里。

对于生活中出现的问题,最多也就可以拖延解决,而永远不可能将其消除,那么乌龟式的行为习惯就不可避免地会在相当大的程度上造成焦虑和抑郁。一旦焦虑和抑郁的情绪再混合起来,缩头乌龟式的人就会错误地认为,找到出路的唯一办法就是不找出路,而是更退却,退却进自己的壳里。如果出现这样的情形,你就到了缺乏安全感的地步了,乌龟式的思维就会认为生活太困难、太辛苦、太难以忍受。"我就想一个人待着。"

自我训练的回顾

可以逃避生活,但是永远都避不开生活。

当我们觉得被击垮的时候,钻进壳一样的避难所就变得越来越吸引人。为什么不呢? 壳里又安静,又平和,也安全,而且还相对地能控制,真是个诱人的地方——你可千万别被蒙蔽了(自我训练的治疗原则4:控制只不过是假想而已,并不是解决问题的答案)。对人类来说,乌龟的壳也不过是逃避生活所制造出的安全的假想而已。不管这个壳有多厚,或者你觉得缩在壳里有多安全,你总会有要必须探出头来应对生活的时候。当然,在特别的压力下,比如工作特别不顺利的某天,或是和配偶争执等,偶尔使用缩头乌龟式的方法来让自己略微地放松一下,那是没有什么问题的。在这样的情形下,你缩回壳内,舔干净自己的伤口,又会再及时地从壳里出来。如果偶尔的放松变成了经常的逃避,那么将头从壳里探出来,就会造成相当的焦虑和抑郁,有时侯还会二者兼有。

乌龟式的行为不仅会造成你生活中的焦虑和抑郁,还会使你沉迷于此。比如,某天你可能会发现自己待在壳里的时间太长,逃避哪怕是一丁点儿的责任,结果承认,或者是发现自己"忘记"了某个和他人的约定。你越习惯自己的壳,你的壳也就会变成你越想待的地方。

这都要归咎于缺乏安全感和条件反射式的思维。缺乏安全感的想法是你为什么需要壳,喜欢待在壳里的原因,而且最重要的是,这是为什么你会觉得痛苦的原因。缺乏安全感的乌龟式的思维模式让人觉得自己无法克服困难,倍感压力。拖延做事就是这一类型的常见表现。"我听到了,该死! 我说过我待会儿会做的。"一旦你开始回避问题,压力就开始显现了。当乌龟式的人说:"好,好,我明天就做",这是他们孩子气的心理,认为只要有足够的时间,问题就会自行消失。

你孩子气的反应会喜欢拖延是因为这样做很安全。因为孩子总是觉得自己无法克服困难,容易受到伤害,所以尽量避免更多的责任和过多的损失,看起来就比较管用。但很不幸的是,拖延,不仅不能减缓压力,实际上还增加了压力(因为你可以逃避生活,但总是避不开的)。最后到底要不要做事情会让你紧张无比。就好像是温室里的植物,举棋不定的空气让焦虑和抑郁在其中茁壮成长。

如果你已经出现了抑郁症状,任何乌龟式的行为都会使其加剧。抑郁会让你觉得除了退却,别无选择。因为你觉得自己反正都没法应对生活,那么退缩到壳里去也不失为一个好主意。而且,这个想法听起来还很吸引人。就像很多事情一样,美好得都不像真的。在这件事情上,其实也是同样的道理。开始,用乌龟的方式生活就好像是找到了避难所,但最后通常都会变成囚笼。

乌龟式的人的自我训练

如果你怀疑自己有乌龟式的问题,那么现在该开始做一些"自我训练"了。用目前为止学到的知识,鼓起勇气将自己的头探出壳外,挑战那些让你觉得自己被完全击败的不安全感和条件反射式的思维。"自我交谈"的方式可以让你摆脱孩子气的恐慌,鼓起勇气相信真相。真相就是,你没有理由不去应对壳外的生活。真相就是,如果你想得到真正的保护,那么在紧锁的像囚牢一样的壳里是找不到的。真相还可以肯定地告诉你,力量,真正的力量,就是拥有合理的能力,相信自己有应对生活的本事。真相还会让你明白,逃避生活永远都不是解决问题的恰当的答案,只不过是回避困难罢了。

用这一章里的案例分析来为自己运用"自我训练"的方法找到一些启示。虽然这些是我训练病人的例子,但你也可以把我做的干预工作当成是自己要做的"自我训练"的计划。不会很难,只要稍加练习和重复,这些技巧就可以运用自如了。

是天堂还是地狱?

为了避免让你觉得乌龟式的行为只会出现在怪异的亿万富翁和奇怪的人

身上,我再给你讲一个汤姆的例子。虽然他的行为也很极端,但其行为中的要素是与我们大多数人相关的,特别是在我们出现逃避的倾向时尤其如此。汤姆是一个33岁的单身汽车修理师,是一个狂热的电影爱好者。他一点一点地建立起了一个豪华的家庭影院。先是买了一个30英寸的电视,然后是DVD机,接着是环绕立体声系统,最后是一张价值2 000美金的指压按摩皮质躺椅,对这张椅子,汤姆有说不完的话。"实际上这张椅子是(美国)国家航空和航天局为了在起飞的时候让人感觉到零重力而设计的!"汤姆是真的对自己的娱乐中心很满意——这后来也就变成了他的麻烦。

大约一年前,我碰到了汤姆,猜猜看他遇到了什么麻烦?首先,他长重了40磅,整晚都熬夜看电视,又因为疲倦,第二天工作也很困难,而且还伴有轻度的抑郁和焦虑。"我只要一坐上那张椅子,我的整个晚上就完了。后来我又预定了一个卫星节目菜单,事情就变得不可收拾了:有500个频道。现在,我就无法控制自己,把那该死的节目关掉。晚上不到两三点我是不会睡觉的!我也从不出门。看看我,都成了一个邋遢的人了。我也不关心自己,也不付账单。每天回家只做一件事,就是倒在躺椅上。让我觉得害怕的就是我没法改变自己的行为。"

对汤姆来说,最大的问题就是,每晚当他想要试图打破那样的例行公事时,就会变得更加焦虑。一旦焦虑破坏了他的努力,他就只想更深地陷入到自己那都是声音环绕的壳里。一部拍得不错的枪战片就能让他的不适消失。那么,至少在看电影的时候,是没有什么痛苦的,有的只是零重力和最新技术的多媒体环境。

不幸的是,他陷得越深,生活也就越失控。他就只好不停地靠看电影来娱乐以避免焦虑的感觉。一旦出去工作,离开了自己沉迷的生活方式,汤姆就觉得很痛苦。他就这样错过了生活,事实上,他只是生活的旁观者。他的焦虑很快就变成了抑郁,特别是一想到自己在生活中缺乏亲密关系的时候尤其如此。正是这样不停增长的不满、无力和害怕使得他最终找到了我。

汤姆前来治疗的时候自己已经有了一些领悟。比如,他知道,不是你逃进壳里,生活还会等着你出来。工作、账单、社会责任以及身体和精神上的各种需要比如饮食、锻炼还有和他人的关系等，都遭到了破坏。要是你应对生活中各种责任的能力受到侵蚀，过去看起来可以轻易回避的问题现在就变得特别夸张和难以逾越了。这种戒不掉的周期循环如图6所示。

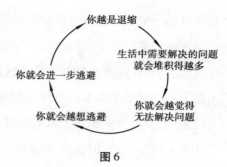

图6

从理智上来说，汤姆知道自己应该怎么做，但是，他听从了自己孩子气的反应，他深信自己太脆弱、太疲倦、太无力，没有办法改变自己的行为。有趣的是，当他的孩子气的挣扎变得强烈的时候，汤姆通常都会钻进厨房里找饼干和牛奶，就像自己25年前那样，妈妈让他完成作业让他觉得很心烦，于是他会钻进厨房里找饼干和牛奶吃（有些习惯的影响是非常深远的）。每天晚上，汤姆都发现自己不是孩子气反应的对手，因为他最后还是让自己陷入到更深的逃避之中去。他陷得越深，就变得越沮丧。可怜的汤姆，本来他的高科技的避难所是可以给他带来很多快乐的。所以就像人们平常所说的，要留意你所期待的东西！

撞击硬壳

我们用撞击硬壳的方法，来考虑汤姆的孩子气所引起的、缺乏安全感的思维方式。他一度认为，自己和大多数正常人不一样，自己太软弱了，没法应对生活。事实上，在这一点上，他是对的。一旦出现抑郁症状，汤姆在情感上和身体上都感觉到筋疲力尽。他越退缩进自己的壳里，就会变得越懒惰，自己也就越觉得疲惫。他也意识到自己缺乏锻炼，体重增加，睡眠减少，情绪抑郁，这些都是自己精神和身体上感觉不适的原因。但是，在自己黑暗的壳里，要做任何事情来解决困境"实在是太困难了！"这也就难怪汤姆会感觉到筋疲力尽和疲倦了。

最初，汤姆认为出现这些问题是因为自己太沉迷于电视了，所以才让事情堆积起来没有得到解决。这的确是汤姆现在的两难境地的真实写照。然而，用"自我训练"的完成动作，我们可以确定这其实就是他的整个生活方式——

远在沉迷于电视之前——就使得他精心建造了这个壳。

在汤姆的记忆中,他自己就没有过什么成功的约会。这一点,比起其他的任何因素,都让汤姆在精神上感觉到强大的压力。在他买电视的头几个月里,他整天都感觉到不安全和恐慌,想的都是自己再也找不到人做妻子,要一个人度过余生,于是开始酗酒。虽不是很过度,但是夜夜如此。他知道自己应该做点什么来改变现状,但是又不知道该怎么做。就在那段失控的日子里,某天汤姆恰好走过当地的电器商店,看见里面的环绕立体声家庭影院,于是当场下定了决心。

汤姆还早在自己记忆起,就是个孤单的人:"当我在学校里时,我一个人待着,不太参加活动。也许我是害羞,也许就是缺乏安全感。"汤姆最后的完成动作使他终于明白了自己为什么会这样。他现在意识到自己沉迷于多媒体的行为,是对自己没有经历的生活的一种补偿和逃离。这使得他做出了双输的选择:要么把头伸出去面对一个沮丧和拒绝的世界,要么待在自己的壳里,变得越来越沮丧。我们最后得出的结论简单而直接。将头伸出来面对世界,但是不要再活在歪曲的、缺乏安全感的、孩子气的反应中,要用有效的"自我交谈"的方式去面对生活。

汤姆从来也没觉得乌龟式的生活方式有什么好。他一直都希望能成为生活的一部分。但他从来没有感觉到自己也只是希望而已。他的躺椅和家庭影院就是他的壳的延伸,随着时间的推移越来越厚。这么多年来,在不知不觉中,他的自我一直深受折磨,接受了缺乏安全感的、自我拆台的思维模式。

尽管我们取得了进展,汤姆还是不停地陷入到自己孩子气的有害想法的困境中:"我今年33岁了,只有过几次交往的经验,而且都很不慎重。每个女人都会觉得我是个怪人,真是让人觉得尴尬。就连18岁的高中生都比我有经验!"汤姆觉得不能忍受自己的失败。最初,他来治疗的目的是为了摆脱自己过度看电视的习惯,但是后来,他明白自己实际上是陷入了悲惨的、缺乏安全感的、孩子气的、乌龟式的逃避思维中,想要尽力逃避生活中的一切责任。

因为这样的思维方式,特别是他在自责以后,使汤姆变得邋遢起来。但他必须遵守"自我交谈"的训练。我们都同意对他孩子气的反应采取绝不留情的态度。汤姆开始回击了。他开始理解自己孩子气的不断怀疑和害怕如何使他养成了今天这样任性的、逃避的生活方式。他现在能很容易就判断出自己孩子气的反应，决定不再听之任之。汤姆发现，与其要尽量限制自己看电视的时间，和自己矛盾的、好发牢骚的孩子气作斗争，还不如不和自己的孩子气多作无谓的争辩，直接就将电视关掉。当然，这样做让他很焦虑，但是他宁愿接受这样的不适，也不愿意被自己条件反射式的思维方式所控制。

汤姆最后做出了他这一生中最有建设性的决定。他意识到摆脱过去的习惯会让他焦虑，还会激发起他更想沉迷于这个习惯的愿望，于是，他去了当地的体育馆健身。每天下班回家以后，他不再打开电视和自己的孩子气作思想斗争，而是直奔健身房。他会一直在体育馆里待到自己觉得舒服了为止。通常这并不需要太多的时间。

自我训练的回顾

如果你的孩子气反应/不安全感察觉到了你的软弱，你的孩子气就会占上风。如果你的孩子气反应/不安全感察觉到了你的力量和决心，那么它就会退后。

在几个月内，汤姆不仅重新恢复了正常生活，还获得了力量和好身材。他新建立起来的信心也对他继续进行"自我交谈"的计划大有裨益。他现在完全不能忍受自己弄巧成拙的孩子气反应。那些曾经在他的脑海中蹦来跳去的想法现在已经完全静止了下来。过去，他还会听从这些想法，甚至还会加上自己的怀疑，但现在，只要他一断定这是自己的孩子气在作祟，他就会自动地选择相反的道路——让自己的思维转向责任和承诺。他开始挑战自己，让自己的眼睛不要避开女性，然后又进步到可以上前去交谈，最后他终于可以开始和女孩子开玩笑了。一旦汤姆决定永远抛弃自己的硬壳，过去他的孩子气看来不可能的事情也变成可能了。

自我训练的正确态度

汤姆最后在体育馆遇到了某个女孩子，你猜猜看发生了什么？那个女孩子不仅一点都没有注意到他缺乏和异性交往的经验,而且在她的眼中,汤姆是个十全十美的人! 汤姆并不需要恋爱的经历,他需要的只是有足够的勇气表现自己而已。

孩子气的反应总是削弱你的信心,让你不了解自己那自然的个性是多么的有效。就像汤姆一样,为了不再被你的孩子气所压制,你必须要鼓起勇气找到真相。没有别的选择。你也许会觉得从自我怀疑的悬崖上跳下太过于冒险,害怕进入未知的世界,但是这已经离真相不远了。你会发现自己认为的难以忍受的、危险的悬崖其实根本就不是什么悬崖。事实上,不过是幻象罢了。是你孩子气的反应制造了这个幻象,而你则随着时间的推移害怕地接受了这个幻象。

就像汤姆一样,也会有这么一天,需要你关掉电视,采取必要的行动来做出信心上的跨越。你应当不顾一切地相信自己。当然,要放弃自己觉得信赖的硬壳,可能会让你觉得有点害怕,甚至惊恐,但是要记住,大胆相信自己并不是什么风险,也不是鲁莽。你只是由于过去习惯用硬壳来控制自己的生活,才会这么感觉罢了。为什么不现在就做决定呢? 决定要让自己鼓足勇气地好好生活。如果你还担心失去乌龟壳,那么再好好想想。你之所以还要抓住硬壳不放的唯一原因就是你不让自己相信硬壳外的生活。你还认识谁会想要买一台 40 英寸的电视吗?

硬壳的形状和尺寸大小各异

你是怎么样的呢? 是不是现在也在建造自己的硬壳呢? 要辨别你日常生活的行为是否是在为自己建造乌龟壳,那你可以看看这样的行为是不是为了让自己感觉更能掌控局面而刻意逃避了生活中的某些方面。总的来说,任何过度的行为都有可能使生活受到损害或者是对生活逃避,那么这样的行为就应当受到质疑。以下是一些硬壳的常见表现形式:

■ 看电视、听音乐、读书

■ 情感上的冷淡

- 社交隔绝

- 害羞

- 过度使用网络

- 强迫进食

- 使用酒精或其他药物

- 赌博

- 过度跑步或健身

- 过度或者强迫地追求某爱好

- 过度工作

- 臆想病（疾病导致的冷淡）

正反两面

就好像同一枚硬币会有完全相反的正反两面一样，刺猬型和乌龟型的行为方式也代表了同一个目标——控制——的完全相反的两面。尽管两者的行为看起来不一样，但他们都因为想要控制而有所重叠。这就是为什么同一个人有的时候会出现刺猬型的表现，有的时候又会出现乌龟型的表现。比如，在工作中，一个丈夫可能会使用乌龟式的态度来避免工作中的冲突，躲在自己的办公室里，拼命地想要避开一切风浪。但是，当乌龟型的丈夫回到家以后，因为感觉到家里是安全的，他又可能会对妻子和孩子露出刺猬型的态度，大声责骂，猛烈抨击，试图疏远他们及其需要，"离我远点，我今天够累了！"

并不是所有防御性的行为都可以预见。外部的环境可能会引发令人吃惊的有害反应。在这些环境之下，你可能头一分钟还在反抗，下一分钟就已经退缩。不是别的，有控制欲的人都是绝对的机会主义者。对他们而言，控制是最重要的事情。这让我想起不可知论者的祈祷："亲爱的上帝啊，如果真有上帝的话，请听到我的祈祷吧。"这个祈祷者一定是一个有控制欲的人——如果真是这样的话，那么收起你的卑微，不要想着碰运气，如果真的有上帝，请让我感觉到我自己是在掌控之中。

你独特的个性会让你渐渐倾向于选择某种方式来作为自己的防御机制，

而不是其他方式。依据你自身的优势和劣势,通过一系列的错误和实验,你已经了解什么对自己管用,什么不管用。那些对自己管用的方法就在今后的生活中由于你的孩子气反应而一次又一次地被加以运用。记住,对你的孩子气管用的就是对你不管用的。

自我训练建议

看看以下图表中所列出来的常见的硬壳经历。在每一个行为旁边有一个从1(从不)到5(经常)的刻度。观察一下自己在过去3个月里出现的乌龟式的行为,符合哪一个程度。

如果你已经列举出了一些乌龟式的行为方式,就把这些自我评估写进训练日志中去。一旦你在"自我训练"的计划中取得了进步,你就要阶段性地重新做一下这个测试(我建议每月一次),看看自己的这些训练计划到底对自己的行为方式有多少影响。评分方式非常简单,就是将各项分值相加,然后与前几个月的记分相比较。

乌龟式的行为	从不		偶尔		经常
看电视、听音乐、读书	1	2	3	4	5
情绪上的冷淡	1	2	3	4	5
社交隔离	1	2	3	4	5
害羞	1	2	3	4	5
过度使用网络	1	2	3	4	5
过度进食	1	2	3	4	5
使用酒精或其他药物	1	2	3	4	5
赌博	1	2	3	4	5
过度跑步或健身	1	2	3	4	5
过度或强迫追寻某一爱好	1	2	3	4	5
过度工作	1	2	3	4	5
臆想病(疾病导致的冷淡)	1	2	3	4	5
各种各样的冷淡	1	2	3	4	5

15 变色龙型人格的自我训练

　　大多数人都熟悉变色龙——可能你并不一定熟悉那种口袋大小、树栖的蜥蜴,它的舌头可以伸出比身体长 1.5 倍而"啪"地一声吃到虫子,但是你一定知道变色龙与众不同的能力,它可以改变皮肤的颜色。把某人叫作变色龙通常是有点贬义的,说明这个人会根据环境的变化而改变自己的个性。变色龙,除了可以通过伪装来防卫的特点之外,还有一些很有趣,但是不太招人喜欢的特征,特别是在人类社会里也是如此,比如偷偷摸摸的、隐居的、具有领土意识的,而且还是坏脾气的。虽然人类社会里的变色龙也有这些特征,但有一点特别明显:就是操纵别人对自己看法的能力。如果是蜥蜴,就叫保护色;如果是人,就会被叫做冒牌货、伪君子或是骗子。

　　在大自然中,保护色的现象通常出现在那些最无助的生物身上,这些生物很少或者几乎没有什么防卫的方式(保护色对掠食者也会有所帮助,但我在这里谈到的只是将其用于防卫的动物)。虽然对动物来说,保护色不像爪子、翅膀、牙齿或是毒液这么有魅力,但它却非常有效(试试看在 15 米远的地方找出躺在雪地里的雪兔)。人类里的变色龙不会改变颜色,但是同样非常多变和具有欺骗性,就好像动物中的蜥蜴一样。变色龙类型的人有两种基本类型,我把他们称为政治家型的人和外交官型的人。两者都会试图在环境中调整背景(你如何看待这个人),或是调整内容(这个人传达给你什么信息),来达到控制的目的。对变色龙来说,没有什么东西会让他们害怕,除了控制这件事情。

　　到现在为止,你可能已经意识到了,要控制生活不过是幻象而已。与其他的到现在为止提到的控制手段一样,变色龙解决问题的方式也不会让你的生活多一点控制和稳定。而且,它还会像书中提到的其他控制的表现形式一样,最后出现了相反的状况：不仅没有减轻你的虚弱症状，反而助长了你的孩子气，成了你长期焦虑和抑郁的起源。

变色龙的特征很难被发现，因为它会披着理性和否认的外衣。大多数的变色龙在讲话中都已经习惯成自然，只有在非常特别的情形下，他们才会看到自己的行为。和其他的控制策略一样，防御的表现形式越极端，这样的行为就越难以纠正。而且，因为变色龙型的人对操控非常在行，他们不会改变好的东西。如果这样有效，为什么还要改变呢？然而，随着时间的推移，这样短浅的、空洞的、肤浅的生活方式会让人产生抑郁或焦虑。心理上的折磨不仅引起你的关注，还会让你觉得挫败。当忧虑把他们击倒的时候，就算是最资深的变色龙也会质疑自己的生活方式。这也就是"自我训练"能够起到作用的意义所在了。

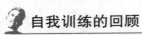 **自我训练的回顾**

安全感只会来源于你的内心，而孩子气永远都不可能带来安全感。

政治家类型的人

对一个政治家来说，最高的目标就是要让你支持他的观点，最终给他投上一票。心理上的政治家也是如此。他们通常都是辩论家，喜欢观点胜过喜欢感觉，他们从来、永远都不会出错。对他们而言，观点是最重要的——他们自己的观点。

我不了解你的情况，但是当我听那些竞选的官员演讲的时候，我通常都会觉得要找出那些自私的陈词滥调下的真相是一件多么令人疲倦的事情。哪里，究竟哪里，才是真相？也许，最有典型代表的政治谈话是前美国总统比尔·克林顿在面对大陪审团的时候所说的那一番证言的录音。当被问到（前面的关于是否和莫尼卡·莱温斯基有性关系的证言时候）"是属实的吗？"克林顿回答说："那要取决于'是'这个词汇的意义了。"这个陈词，在我看来，往往说明了所有的政治家以及变色龙类型的人的灵魂和本质。没有什么中心点。

真相、罪恶、道德和事实都是相对的。只不过是如何解读罢了。我也不想从克林顿总统那里分析出什么。绝对不是这样,我只是感觉到他这辈子不过被训练成了今天这个样子:一个完美的政治家。我们对自己国家的政治人物和政治体制都期待很多,但是我们对如何辨认和应对出现在我们每天生活中的政治家(变色龙型的人)却不是那么敏感。

你就是不理解我!

乔治是一位 37 岁的单身保险推销员,他恰好就是政治家类型的人。他是我前几年在团体心理治疗中碰到的一员。不管参加什么样的团体心理治疗,他都是政治家型的人,都可以轻易地避开治疗的手段,并且将所有的责任都推得一干二净。不用说,当某天晚上,大家要求乔治对自己总是迟到做出说明的时候(每次治疗他都会至少迟到 15 分钟),气氛变得有些紧张。下面是乔治的回答:

> 我可以理解你们大家为什么会对我的迟到这么生气。难道我每个星期都是这样的吗? 我觉得这样说不准确,但是如果你们一定要这么说,那么我接受吧。我不是想要找借口,但是,就拿今晚来说吧。我工作到很晚,还必须要打电话给几个客户。虽然我很珍惜我们团队和你们每一个人,但我对自己的客户也有道德义务啊。我真的是尽我最大的努力快速地打了那些电话。本来我还要再多花 1 个小时打电话的,可你们大家的确太重要了。所以我尽量缩减了我打电话的时间,然后尽快地赶到这里。我甚至冒着被开超速罚单的危险,但是我还是很高兴,因为我可以早到 1 分钟。

全体成员,都已经厌倦了他的这一套,老一套,很不满意乔治的不肯认错的态度。乔治感觉到了这样的压力,把自己的借口调到了高速档:

> 我想在座的各位一定都吃过晚饭了,是吧? 我本来是可以停下来买个汉堡的,但我没有。我现在就是想告诉大家我真的有多尽力。我真的是尽力了。也许你们可以站在我的立场上替我想想。我相信如果你们这样做了,你们就会意识到我对这个团体付出的和你们一样多。

15
变色龙型人格的自我训练

事实上,想想看我牺牲了多少才赶到这里来,我现在可能对自己太投入这个团队都有点负疚感了。我真的觉得,如果你们大家可以稍微放我一马就太好了。

团体成员暂时勉强地接受了乔治政治式的"都是我的错"道歉。但是这样的道歉支撑了没多久,乔治还是继续迟到,而且总是有理由,总是能找到借口。即使是到了最后,大家把乔治逼到了死角,都不愿意再接受他的任何借口,他仍然没有退缩。他坚持着要向大家说明虽然自己遭到了误解,但他是一个多么不错的人(就像克林顿总统说的"那要取决于你怎么定义'是'这个词的意思了")。

如果你怀疑自己有政治家的倾向,下面有 3 个警告值得注意:

1. 政治家从来不对任何错误负责(你也不能指望批评他们)。他们总有一个基本原则,那就是"是的,但是"。你几乎不可能会听到有哪个政治家就这么说:"你是对的,我很抱歉。"(如果你想直观地了解我所描述的行为,只需要收看一下电视里政治家的新闻发布会就可以了。你就会看到我所说的情形。)为了能感觉到自己在掌控局面,政治家们必须让他人相信自己。

2. 政治家们都有一种强烈的冲动想让你相信他的观点是正确的。"你怎么会不觉得那是一部很棒的电影呢? 我告诉你为什么你的看法不对……"总是保持正确,也是控制的一种形式。

3. 政治家们不一定都是骗子:把他们看成是伟大的辩论家吧,他们知道如何在面对真相的时候充满创造力。"我下班后去喝酒完全没有什么不对。在回家之前先放松是最好的,不然我又要把自己的沮丧传染给你和孩子们。"既然政治家们非常容易找出那一丁点儿的事实来支撑自己的观点,他们当然相信自己是处在正义的位置上了。

自我训练的回顾

变色龙(蜥蜴类)的一个很有趣的现象就是,他们眼睛的颜色也会随着身体皮肤的颜色而改变。眼睛的隔膜上有一个很小的洞,它们就通过这个洞来观察世界。政治家们就像蜥蜴一样,他们不能超越条件反射式的思维的小洞。

政治家型的人的自我测试

因为政治家类型的人往往意识不到自己的政治型的防卫手段，下面的自我测验可以帮助你判断，自己条件反射式的思维是否是政治型的。用"是"或者"否"来对下列的陈述进行判断。如果你不能确定，就不做选择。

是	否	我必须保持正确。
是	否	如果受到批评，我通常都能扭转局面。
是	否	思考比感觉更有价值。
是	否	别人必须喜欢我、崇拜我或者欣赏我。
是	否	在辩论中，我不大可能放弃。
是	否	即便不相信自己所说的，我也能在辩论中取胜。
是	否	我不把批评当回事。
是	否	当受到威胁的时候，我会变得精明和算计。
是	否	感觉通常是个碍事的东西。
是	否	要我承认自己做错了什么非常难。
是	否	我总是能为自己的行为找到正当的理由。
是	否	我愿意说服对手，而不是击败对手。
是	否	我通常将别人看成对手。
是	否	什么时候都不安全。
是	否	我通常很有说服力。
是	否	我不会让别人影响我。
是	否	在正确和胜利之间，我选择后者。

如果你回答"是"的个数在 13 到 17 之间，你有强烈的政治家的倾向；个数在 8 到 12 之间，你有轻微的倾向；在 4 到 7 之间，这样的倾向很微弱；在 4 或者以下的分数，说明你没有或者几乎没有政治家的倾向。

外交家类型的人（好好先生）

第二类变色龙是外交家类型的人，也称作好好先生。政治家是想改变你的观念，而外交家则是要安抚你。在你被取悦之前，要记住，你自己的安抚对你的安宁和幸福并没有什么帮助，这不过是一种外交家式的控制手段。当你被外交家取悦时，你就不再是威胁了。如果你不再是威胁，那么这样的情况也就在掌控之中了。"好吧，长官，我超速了。我非常抱歉给您带来了不便。要是不追赶像我这么不小心的人，你的工作也就太难做了。"

对外交家型的人来说，最困难的情节就是想到有人在对自己生气。当人们生气的时候，谁知道他们会做出什么样的事情来？正是这样的不确定，使得外交家型的人觉得缺乏安全感，失去了控制。外交家型的人冒犯了他人后常常会表现出偏执狂的多疑症状。

寻求平和

我们来看看鲁迪的例子，他的一个同事试图调戏他的女朋友玛丽，我们来看看他的反应：

> 自从我打电话给他，告诉他离玛丽远点以后，我就陷入了疯狂之中。我昨晚非常恐慌，甚至还找妈妈要了些镇静药。我不停地问自己"为什么？为什么？为什么？"我不知道是什么让我这样。我本来不应该理会他的，这也是玛丽所希望的。为什么我不听玛丽的呢？我好像要崩溃了。我记得自己冲他大喊大叫，我甚至都不知道自己说了什么。他从来没有对我做出任何反应，只是脸上挂着傻笑……这到底是什么意思？
>
> 这完全不像我自己的性格，太傻了。我现在什么办法也没有。我怎么知道自己没有激怒他呢？我一直都觉得他有点奇怪。谁知道呢，也许他就是那种会等在那儿，然后用棒球棍袭击我的人，或许他会用其他的方式伤害我。我不知道，也许他会打电话给我的老板，散布什么谣言，或者是威胁我的女朋友，或者是弄坏我的车子。谁知道他还能干什么啊？我不知道我怎么才能放松警惕。也许在他采取行

动之前还有好几个月。那我什么时候才能再次感觉到安全？

可怜的鲁迪并不习惯相信自己的感觉。从他偏执、多疑的程度里，你可以发现原因。看看副作用。鲁迪的经历（对同事的喊叫）完全不像他的性格。实际上，这样的行为并不是外交家式的。他习惯于将事情的后果降低到最小的程度，不要掀起波浪，甚至不要掀起涟漪，这是他对周围的控制方式。"给他们想要的一切，他们就不会再来烦你了"，这一直都是鲁迪的座右铭，而且挺管用。鲁迪的焦虑使他想到了一个解决办法（不幸的是，这个办法是在孩子气的反应下想到的办法）：

我好想和他谈谈，你知道的，我想让他知道我在这样的情形下是能保持冷静的。我愿意与他和解，让他理解我为什么会生气。现在我已经感觉好多了。

鲁迪之所以会感觉好多了，是因为他又找到了一个重新掌控局面的办法（一个孩子气的办法）。这和鲁迪相信什么和想要什么结果没有关系。要紧的是得尽量用外交式的解决办法来平息自己的对手——虽然这样的方法并不令人满意，但很安全。当然，外交家能消除几乎最困难的难题，但是代价是什么？

通过这本书，你已经知道了，控制是一种多么短视的想要获得安全的努力。鲁迪还要长期地取悦每个人，如履薄冰地尽力避免冲突，但真正的问题是，在一个对他人行为完全认可的世界里，像鲁迪这样的人真的找到安宁了吗？也许有安宁，但是肯定找不到安慰。

在我们打算说"不"的时候说"是"

外交家式的人是好好先生，要他们对任何事、任何人说"不"，非常困难。这样的方式让他们的生活因为增加的责任和需求而变得负担沉重，可他们就是不能说"不"。当然，也不全是这样。如果不是因为自己的原因而拒绝别人（"我很想帮助你，但是我要去参加一个面试，不在镇上"），那么是可以接受的。在这样的情形下，外交家型的人觉得自己没有什么过失，因此也就不会引起你的愤怒。

马特，是一位53岁的社会工作者，就觉得说"不"很困难。人人都喜欢马特。为什么不呢——他是一个讨人喜欢的家伙。不管请求他做什么事情，他都会面带微笑地答应。但是，不要让这样的笑容欺骗了你。马特的内心深处充满了矛盾和焦虑：

我告诉我的老板，下周末我会和他一起飞到芝加哥，去解决我们一直在处理的某个事情的细节问题。昨晚，我的老朋友打电话来，兴奋地告诉我他买到了几张世界职业棒球大赛的票，他想我跟他一块儿去看。票是联赛的第五场比赛，正好是我和老板预计在芝加哥的时间！我到底是怎么了？我站在电话这端，我知道自己应该拒绝才对，我也知道自己没什么选择，但是我说了什么？我竟然告诉他，这真是太棒了，我都等不及了。我真是疯了！可我就是说不出"不"字。你知道还有更疯狂的事情吗？我不仅没有说"不"，我还让我的老朋友对这场比赛充满了兴奋。我不是疯了就是太愚蠢！

票是联赛第五场的。如果纽约扬基棒球队淘汰了，那我就没事了。我就可以避免掉入自己设下的圈套中，可以在那天早上飞去和我的老板见面。但是如果纽约扬基棒球队没有淘汰，我就死定了。我真的不知道自己该怎么办。

幸运的是，纽约扬基棒球队的确在联赛中被淘汰了，马特也没有掉入自己的圈套中。他从这件事情上学到了什么吗？是的，他学到了。他意识到自己在这次世界职业棒球大赛中的两难境地并不是什么偶然事件。回顾过去，这样相似的情形不计其数。有些事情是自然就解决的（像这次纽约扬基棒球队被淘汰），有些是用他自己的方式解决的（假装生病或是受伤），还有一些是一直都没解决的，给他留下了创伤和痛苦的感觉。

马特对于他人的邀约特别没有抵抗力。在过去的岁月中，他做过很多自己讨厌的事情。马特在本质上是一个喜欢喝啤酒、吃热狗、热爱球类运动的家伙，但是在这么些年里，他被迫让自己去听歌剧、看芭蕾、由导游带着去参观纽约大都会博物馆。最近，马特发现自己的睡眠常常受到干扰,而且在过去的这一年中,他变得比以前郁闷。当我和马特交谈的时候,他采取的是乌龟式的态度来谈及自己的问题。实际上,他正尽力躲避任何人。

幸运的是,在马特建立起可怕的硬壳之前我们能够交流了。他也做好准备,并且尽力地要学习如何对他人说"不"。我们从"自我交谈"的方式开始,很容易就看到了他的孩子气反应(比较适合叫这个孩子为"懦弱"),当别人对他提出请求的时候,他的孩子气如何表现出了惶恐。"你是对的,我就感觉自己好像是个孩子,害怕说错什么而惹来麻烦。"马特必须接受这样的观点,因为他的孩子气使得他不能说"不",而不是他自己不能说"不"。想到以后不能再采取外交家的方式,虽然这让马特觉得很恐怖,但一想到自己可以做自己想做的事情,马特又觉得跃跃欲试。

我们做了一些角色扮演的练习,我假装邀请马特和我一起参加不同的重要聚会。我让他不要听从自己孩子气的反应,而是要习惯更健康、更成熟的自我。马特很喜欢这些练习。在这样没有什么危险的环境中,他觉得说出"不"不会让他觉得不适,或者一旦他找到了窍门,也不觉得有什么困难。在他对我说话的时候,脸上始终挂着微笑,"不,对不起,医生,我这个周末没法和你一块儿去。"他之所以会面带微笑是因为他喜欢这样的感觉——说出自己想说的话。尝试着扮演更诚实的角色让马特感觉到释放和充满活力。他在离开治疗室的时候都迫不及待地想要有机会检测一下自己的成果了。

很快机会就来了。在疗程结束的当天晚上,马特和他的妻子正在看电视,他的姐姐打电话来邀请他和他的妻子在星期六参加侄子的钢琴独奏会。这个邀请很有挑战性,但是马特已经准备好了,练习充分了,他已经可以尝试一下了。

事情最后的结果是这样,马特本来就期待着在星期六和老朋友一起去打高尔夫,所以真的不愿意在闷热乏味的礼堂里不耐烦地度过。马特的孩子气的反应差点就让他脱口而出:"好的,姐姐,我们会去的"，但是马特压制住了这样的孩子气。他把想说的话咽了下去，告诉自己那个叫"懦弱"的孩子走开，他深吸了一口气，说道："对不起，姐姐，我已经有约在先了，推不掉的。"接下来对于马特来讲也很艰难。现在他的孩子气无法忍受，要敦促他收回拒绝，说出像"好吧，也许我可以推掉我的约会，我到时再通知你"之类的话。马特让自己坚强起来，坚守住自己的阵地，对"懦弱"的惶恐说"不"，而且还挺过了电话里那一阵难堪的沉默。他的姐姐，对他的拒绝有点吃惊（毕竟，在记忆中马特好像还没有拒绝过别人），但还是说能理解，然后挂了电话。

自我训练建议

外交家类型的人需要通过练习才能说"不"。如果你也是个好好先生，那么你也需要做一点练习。首先在镜子里看看自己，然后听见自己说："不，我不打算那样做。"要习惯翻动嘴唇说出"不"字，这是摆脱条件反射式的、试图要安抚他人的习惯的重要第一步（还要配合"自我交谈"的方法）。

马特的心情很复杂。他非常高兴自己可以在星期六做自己想做的事情，而不必忍受任何音乐，但同时他又觉得忐忑不安。在我们的下一个疗程里，当我们谈到他的恐慌时，马特意识到，他这样是因为还不习惯失控的感觉。拒绝自己的姐姐让他觉得无法面对姐姐的生气和愤怒。在以前用外交家式的方法时，他就不必面对这样的责难。在经过诚实的思考和"自我交谈"的训练之后，马特才认识到自己的脆弱不过是一种习惯罢了——一种不干脆的习惯，不能让他的生活振作起来。

马特不仅要继续练习说"不"，还要采取措施来应对焦虑症。要让他相信自己可以做一个无虑的人还真困难。最初，说"不"是既痛苦又甜蜜的体验。他喜欢这种被解放的感觉，但是仍然为自己的脆弱而深感焦虑。马特的不安全感没有什么客观存在的依据。他的焦虑和恐慌是长期以来和父母的冲突所留下的痕迹，这样的痕迹会在他的一生中伴随着他。

在我们早期的疗程中,有一件让马特深感痛苦的事情就是他太关注自己的痛苦了。他没有用更直接和有力的方式来应对自己孩子气的反应,而是对自己的焦虑越来越焦虑,"我不知道,我不确定这样的方法是否管用,我内心觉得很不安。我觉得自己的情况变得严重了。我本来是不该感觉到不安的,我应该感觉好一点才对。我到底是怎么了?为什么我这么担心?"

我告诉马特,对待自己的症状要像对待感冒一样——鼻子堵塞、喉咙疼痛、头痛欲裂——非常的不舒服,是的,但是没什么好担心的。"当你患感冒的时候,你越少关注自己的症状,就会感觉越好。有的时候你甚至还会忘了自己在生病。焦虑也一样。你越关注自己的症状,你就会越紧张。就好像知道自己会在感冒时流鼻涕一样,接受自己的症状。不要老是去想,而是专注于你的孩子气反应。这是唯一重要的事情。你的症状并不重要、如何消除你的孩子气反应才重要。

马特的进步平静而稳定。他非常努力,最后终于打败了"懦弱"。一旦他从自己的不安全感中解放出来,意识到自己没有必要取悦每一个人时,他发现关注自己,以更诚实的方式生活,其实是非常容易自然的。他也发现说出"不"字和对这个世界多点勇气并不会让自己变成坏人。他还是他自己,仍然有其价值。而外交家型的人并不明白这个简单的真理。他们总是将自己看到的一切隐藏起来,认为这些想法都是不会被他人所接受的。

自我训练建议

变色龙式的行为很难判定,因为他们总是披着理性和否定的外衣。重新读一下政治家型和外交家型的部分,尽量保持客观。如果你认为自己可能有变色龙的倾向,最好是问问他人的看法。配偶、朋友或是某个亲戚的观点都会对你的评价有所帮助。有的时候,一些特定的行为方式或者是习惯,比如当我们想说"不"的时候说了"是",也可以说明有变色龙的倾向。

很难客观地对变色龙的行为做出等级评定，那么尽量做到：①找出某个特定的变色龙倾向；②主观地判断这些行为出现的频率有多高（用下面的刻度表来表示）；③定期地对这些行为进行再评估，并在"自我训练"的进展中画出图表。

变色龙倾向出现频率的刻度表

从不				有时				经常	
1	2	3	4	5	6	7	8	9	10

16 完美主义型人格的自我训练

我们先来评估一下你的完美主义的程度。用"是"或者"否"来回答下面的问题：

是　　否　　不论我做什么，都必须按照既定的方法做，不然我就受不了。

是　　否　　我无法忍受生病。

是　　否　　我要保持形象。

是　　否　　当事情不对劲的时候我觉得很焦虑。

是　　否　　我通常都是对的。

是　　否　　生活中的细节非常重要。

是　　否　　别人说我是喜欢控制的怪人。

是　　否　　我讨厌东西不放回原位。

是　　否　　如果你想事情做得好的话，就必须亲自去做。

是　　否　　我没法做到准时。

是　　否　　我必须要赢。

是　　否　　别人开我的车我觉得很不舒服。

是　　否　　我每件事情都有做过火的倾向。

是　　否　　我从来没有在无防备的情况下被别人抓住弱点。

是　　否　　我不能容忍错误（不管是我自己的还是别人的）。

是　　否　　在准备好做一件事情之前我总是太大惊小怪。

是　　否　　有人说我太过整洁（或是过于狂热，或者太着迷某件事情）。

是　否　　别人认为我太严肃。

是　否　　一旦我决定要投入做某事，就要做到百分之百投入。

是　否　　我比较理性，而不太情绪化。

如果你回答"是"的个数在 16 到 20 之间，你肯定有完美主义的倾向，要意识到问题的重要性，不要在没有"自我训练"干预的情况下任由这样特定的防卫方式继续进行下去。如果在 11 到 15 个之间，说明你有中度的完美主义倾向。那么留意本章中提出的警告，不要再让任何固执的、强迫的行为继续发展。在 6 到 10 个之间说明你几乎没有很明显的完美主义倾向。然而，你有可能在面对压力的时候偶尔表现出完美主义的倾向。在 5 个或者以下的，说明你没有明显的完美主义倾向。在这样的情形下，保持你的自然性格，用应对的方式，而不是控制的方式来处理生活提出的问题。

绝不普通

完美主义型的人分为 3 种：明星型、狂热型和控制怪人，但他们都有一个共同点：都相信如果自己足够努力，就能够消除（控制）自己生活中的弱点。他们的逻辑很简单：如果你的所作所为是完美无瑕的，别人就找不到错误，那么就没有人可以伤害你。只要自己的事情都处理地井井有条，你就可以感觉到自己能完全掌控局面。

完美主义绝对不是懒惰或是缺乏动力的个性，而是一份要你献身于此的全职工作。刺猬型的人特点是敌意，乌龟型的人特点是逃避，变色龙型的人特点是操控，而完美主义型的人特点就是过分高的要求和不屈不挠的努力。不管是清理壁橱、参加考试，还是在观点上影响他人，完美主义的人都别无选择。每一次，每件事情，他们都要表现得无懈可击。

完美主义者也是自命不凡的人——在控制方面自命不凡。对其他人而言，成为第二名，考试考砸都是可以接受的，或者也可以忽略衣服上的污渍，但对完美主义的人来说就不行。没有什么弹性可言——他们必须是第一名，最好的,没有瑕疵的。完美主义者崇拜自己的强迫的生活方式,认为这是崇高的事业。他们都是讨厌平庸的精英。如果你想让完美主义者害怕,你就叫他们"普通人"吧。光是听到这个词就会让他们焦虑和抑郁,接下来他们就会用更狂热的努力,想要洗刷这奇耻大辱。"(你说)我是普通人?永远都不可能!"对完美主义的人来说,胜利不是一切,而是唯一。这样的生活是受到了非此即彼的狭隘思维的影响,是强迫性质的努力。

完美主义者只知道一种幸福。他们相信,无懈可击的生活是保证控制和掌控生活的唯一方法。这样的想法有一定的道理,但是也存在很大的弊端。一旦你认为无懈可击的、完美的生活就会使你远离脆弱和不安全感的话,你最后就会无路可逃——要么无懈可击,要么痛苦。这样的想法和其他的依赖以及沉迷没有什么区别(如沉迷于酒精或是其他药物、赌博、花钱、过度进食,等等)。如果你要靠外力来让自己感觉好受的话,你就是在不经意间创造了一种必须怎样的心态。就好像那些瘾君子一样,完美主义也会使你思维狭隘,固执地认为所有的事情必须处理好,而且还要出色。

在大家看来,完美主义者常常都显得很完美。他们的家一尘不染,车子也刚刚打过蜡,总是穿着得体,车子永远都不会没油,他们是赢家和领导者,特别是那些明星类的人。不管他们做什么,都会不遗余力。对完美主义的人而言,"没有比人更高的山!"他们通常都以超人的姿态出现。为什么不呢?他们通常能够在一天之内就完成大多数人要花一星期才能做完的工作。和他们相比,我们其余的人既懒惰又没有效率。但是,不要被完美主义者的快速成就所欺骗了,我们不妨来仔细看看。

完美的痛苦

要理解完美主义的阴暗面,关键是要明白完美主义并不是为完美而努力。事实上,是为了避免不完美,这就是问题所在——对大多数完美主义的人来说,就是祸根所在。发型不得体,在报告中读错字,或是发现银餐具上的污点,都会让他们产生强烈的焦虑。这样的生活方式充满了可怕的压力,总是随时整装待发,保持控制,从不允许出现混乱。生活在这样完美主义的需求之下就意味着生活在焦虑和压力之下。

如果你是完美主义者,你的令人担心的生活方式最终可能会让你筋疲力尽,沮丧无比。不幸的是,和其他所有的控制策略一样,你越感觉到焦虑和抑郁,就会越想加大控制的力度。正如你在前面的防御性措施里看到的形式一样,控制的循环也是呈螺旋型上升的。

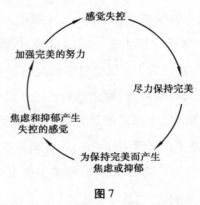

感觉失控

加强完美的努力

尽力保持完美

焦虑和抑郁产生
失控的感觉

为保持完美而产生
焦虑或抑郁

图 7

当出现了这样的控制循环时,前来寻求治疗的完美主义者并不想把自己从孩子气的完美主义方式中解脱出来。非但不这样,他们还想在精神上变得更好更完美。他们只想给自己的防御技巧找点润滑剂,或是上点油,而并不想抛弃自己的防御机制。要让完美主义者鼓足勇气相信完美并不是解决问题的办法,特别困难。事实上,在治疗中,他们通常都会想做完美的病人。他们会带来笔记,写下自己的梦境,要求布置家庭作业,在疗程结束时还不愿意离开。完美主义者,特别是明星型的人,希望能成为你最喜欢的病人,而且还暗中希望你不要再进行下面的练习,这样你就可以欣赏到他们和他们的问题是多么的棒。

自我训练的回顾

完美主义并不是要渴求完美,只是为了避免不完美。

从哲学上来说,为什么努力追求完美的崇高目标是成问题的呢? 答案很简单:自然厌恶完美,至少厌恶完美主义者们定义的完美。虽然完美主义者们相信,他们追求的是崇高的、美好的理想,然而在现实中,他们只是寻找一个能运用在世俗的工具——控制。毫无疑问,正是这样崇高的幻象,让人们觉得可以达到完全的完美的控制,才使得这么多人落入圈套。当你将房屋打扫得像你想象的那么干净,或是做出一顿完美的大餐,或是给人留下了积极的印象,这样的感觉是多么的美妙。你就好像站在世界之巅,觉得很满足和有成就感。享受成功和品尝事情解决而带来的快乐是很正常的。

🗣 自我训练的回顾

让自己变得更好,改善自己,学习,进步——所有的这些都是建设性的、有价值的目标。向自己理想中的完美形象努力没有什么错,只要你能明白这是理想,而不是事实,那你就能取得进步。但是如果你坚持要保持完美的形象时,你是将自己要改善生活的建设性的愿望变成了毁灭性的想要控制生活的愿望。

如果你容易变成完美主义者,那么也不奇怪你会取得成功。你相信自己靠努力获得一切,用诚实的肯定态度来完成每一件事情。你别无选择,必须成功,完全地成功。花必须要这样摆放,甜品必须要怡人可口,着装必须要毫无瑕疵——所有的一切都是预期的、必须的。不要误会,这样的做法并不是都行得通。完美主义者的确是很享受他们光荣和成就的时刻,但是这样的时刻转瞬即逝。下一个挑战又来了,离另一个挑战也不远了,一个接着一个的挑战都来了。

发光的未必都是金子

总的来说,完美主义者都比较成功。因为他们取得的各种各样的成就令他们受人仰慕,甚至还会被他人所嫉妒。我和妻子在读大学的时候,有一对夫妻也是我们的朋友,我们只能用超级无敌夫妻来形容他们。丈夫和妻子都是完美主义者,不论用哪个标准来衡量,他们的生活都太非凡了。除了有3个孩子之外,他们还有一栋一尘不染的房子,一辆永远闪闪发光的轿车,花园里永远长满茂盛的绿色植物,没有一根杂草的草坪,还有一个(我嫉妒的)车库,里面每一颗钉子,每一个螺丝,还有工具,不仅都整整齐齐地放在该放的位置,还被归类说明。丈夫,在大学里担任非常有挑战性的职务,却总是能做到参加孩子的每一个少年儿童棒球联盟赛、排球比赛和教师家长会。而妻子,兼职工作,是学校与家庭联络员,是教师家长会(PTA)连续 3 年的会长,是一流的厨师,还是空手道黑段。和他们的生活相比,我和妻子都觉得自己的生活是那么苍白。

这对超级无敌夫妻好像拥有我们永远都无法企及的精力和能力。在我们失去联系后很多年,当我和妻子偶尔为自己无序的生活而悔恨的时候,我们都会想自己为何不能像那对超级夫妻一样。我的车库里(到今天为止还是)东西到处乱丢,草坪上到处都是小虫子,家里也很少会达到完美的标准。很多年以来,我们都认为是自己太缺乏动力,太不完美了。

我和我的妻子都已经是成年人了,现在,我们对自己所谓的缺点有了不同的看法。我完成大学学业后,我们从加州搬回了东部,没几年的时间,我突然有了顿悟。某天我接到了这对超级夫妻的一个十几岁的女儿打来的电话,在电话中她问我是否能帮得上忙。好像是那位丈夫现在酗酒很严重,而妻子也出现了抑郁症状。我打电话给那位丈夫,他承认自己和妻子都崩溃了,而且他们也不想再在一起了。

他们看起来都很完美。但遗憾的是,要保持完美的幻象让他们付出了巨大的代价。他们的确很完美,但是为了保持完美他们也太疲倦了。是的,如果你愿意,是可以保持完美、成功、能干或者是万能的幻象。但这样做需要你付出努力,保持警惕,还要维护,保持坚韧,还会让你感觉害怕、被迫、压力和完全的奉献——一天 24 小时,一个星期 7 天。你确定这么做是值得的吗?

最让人感觉到困惑的也许是,不仅我们深信自己有可能拥有这完美的一切,而且还一次又一次地看见别人证明给我们看,我们也可以做到这一点。那么这只需要稍做努力就真的可以达到吗? 这样眼光短浅的结论是非常危险的。要维持这些非自然的成就(换句话说,生活在无懈可击之中)会最终让你面对一个更重要的事实——要是不完美，你就永远都不会快乐。这真是一个可怕的世界，一个小故障、一次失言、一次挫折都会让你沮丧和焦虑，想要赶忙重新控制自己的领域。生活在这样的需求中是不正常的。不要太执着于保持完美，问问你自己为什么非要完美不可。如果不完美让你觉得焦虑，那么你的生活有可能受到了条件反射式的思维的控制。

完美主义的三种表现形式

完美主义者有 3 种主要表现形式：明星式的人，狂热的人和控制型的怪人。每一类人的行为都具有完美主义的特点，都有非此即彼、井底之蛙的固执己见。因为有这样的相似性，各群人之间会有一些重合，但是也有一些非常有趣的不同之处：

■ 明星式的人——明星都只想要一件事：得到鼓掌喝彩。如果你（或者你做的事）给人们留下了深刻的印象，那么人们就不会伤害你。这就是控制。明星式的人深信，人人都喜欢胜利者。明星式的人常常会处在成功的、受人瞩目的位置。他们是典型的领导者，而不是追随者，总是想要给世界留下深刻的印象。

■ 狂热的人——狂热的人是我们通常所说的经典的完美主义者。狂热的人喜欢他人的鼓掌喝彩，但他们和明星式的人不同，赞赏只是他们追求的次要目标。对他们而言，自己狂热的方式所要追求的主要目标是通过消除所有的错误，而使自己变得没有弱点（如果有人恰好对他们的努力报以赞赏，那是意外之喜，但不是必须的）。狂热的人对生活中的每一个方面都具有典型的强迫症状，比如会疯狂地保持衣服、车子或是个人外表的洁净。有的时候，狂热的人还会在自己的追求上、爱好上、社交上、宗教信仰上或者锻炼上表现出狂热。他们是典型的做事过头的人，不会半途而废。

■ 控制的怪人——控制的怪人与明星型的人、狂热型的人相比，有一个基本的不同：他们在社交上毫不在意。明星型的人坚持要赢得他人的称赞，狂热的人通常（虽然并不只是这样）会考虑他人怎么看待自己的形象，而控制型的怪人只关心绝对的控制，而不在意他人是否喜欢自己。不管是对人、物还是事情的控制,控制型的怪人都毫不畏惧。一切都必须要在他的掌控之中。

明星型的人

明星型的人都是领导者,俱乐部或者组织里的主席,是胜利者,是挥金如土的人,也是冒险家。他们一直努力让自己保持在聚光灯下。只要有人喝彩,明星型的人就会觉得满足。因为他们相信"人人都喜欢胜利者",这驱使着他们不惜任何代价要取得成功。衰落、退居后台或是不被人注意都是让他们害怕的失控局面。明星式的人的孩子气创造出了一个脆弱的自我形象,这样的形象需要不停地有人赞美才能得以支撑下去。

有的时候,明星式的完美主义特征不明显,很难辨认出来。加里,是一位我最近治疗的病人,24 岁,当得知自己的明星式的努力其实伤害了自己时,非常吃惊。下面是他取得的成就的清单(删节的):"我不明白我为什么就是不能给女性留下好印象。我是大学生,会弹钢琴,会吹小号,我有学问,还有好工作。我是运动员、摄影师、艺术家、作家……我到底哪儿不对劲? 我觉得自己挺吸引人。我甚至还想过要再回学校读书进修。"加里正努力成为多面手,他想变成完美的人。他的孩子气反应让他深信,自己越有成就,自己的魅力就会越让人无法抗拒。

其实加里所需的并不是再回学校进修,或是再取得什么成就;他需要的是"自我训练"。首先,他要学会拒绝听从自己的孩子气,不要坚持认为要得到别人的欣赏、爱、喜欢和重视,就一定要比别人都好。在加里的孩子气看来,这个等式非常简单:你越受人羡慕,你就越好。如果你比别人都好,那么你就能控制别人如何看待你。A + B = C,在这里,C 就代表控制。

通过练习训练课程的完成动作部分,加里很快就掌握了要领。用他自己的话说就是:"我有'小个子'情结。"虽然这样的想法并没有埋藏得很深,但让加里来讨论这件事情,还是让他觉得烦恼不已。事实上,他说起这件事的表情就好像是要承认犯了谋杀罪一样。毕竟,这是加里多年来内心深处的、不为人知的秘密。

"每个人都觉得我是他们见到过的最无忧无虑、最积极的人"，他说。"他们都不相信我有多糟糕"。他就好像是和魔鬼签订了合约一样："让我成为明星一样的人吧，那么人们就不会注意到我有多矮了。"他的孩子气让他绝望地陷入到了青春期的挣扎中，希望自己拥有力量、能力和男子气概。因为他注定就是个"小个子"，不管他做什么，他永远也不会成为——过去也不是——十足的男人。这对加里来说无异于无期徒刑，让他倍感沮丧。

　　当加里开始进行"自我训练"的计划时，他很快就发现了自己孩子气的影响。他经常对自己百般挑剔，或者是诋毁自己。他孩子气的反应太明显，有很多地方需要他练习改进。比如，如果某人对加里非常友善，表现出对他的尊重，或者是对他的成就加以赞赏，他不仅不会感觉到安慰，反而自己的孩子气让他更焦虑。毕竟，成功是短暂的，他不能总是安于小成，不思进取。

　　加里就像在蹬脚踏车，动力来源于这样的信念，要是他不保持自己明星般的表现，他就会被小看（这里是有意双关）。早些时候，曾经有一次，我问他为什么会觉得个子矮这么糟糕。加里惊了一跳，他孩子气的反应就好像是我问到了他的痛处，"如果你真的想知道，那么我可以告诉你我感觉自己只能算半个男人！"我听了差点从椅子上跳起来，"这太荒唐了！如果你任由自己的孩子气胡闹的话，那你才不像个男人。够了，现在是时候像个男人了。"

　　第一次，加里清楚地意识到是他让自己变成了条件反射式思维的受害者。当自己的孩子气讲话的时候，加里就会垂头丧气，正如他自己所说的："接受我自己的命运。"最后，他明白了，是他自己哭泣着接受了孩子气的想法："半个男人"。他试图用我说的话来激励自己："够了！"他对这样的想法着了迷——如果能打败自己的孩子气，他就能觉得自己还不错——他完全迷上了这样的想法，但是还不太相信。他遇到了自己孩子气的坚决抵抗，这个孩子踢打他，高声尖叫，连续好几个星期都发脾气。加里越是想努力地从直接的"自我交谈"中恢复过来,他的孩子气就越多地向他发起不安全感的攻击:"我不能改变现状。我到底是在骗谁,什么都不能改变我是个小矮子这样的事实。世界上任何治疗都不能让我再长高一点。"

然而,加里很快就建立起了足够的信心,可以阻止自己的孩子气做出定论。在他的训练日志里,有1页这样写着:"并不是我,而是我的孩子气因为身高而感到不安。我想我现在真的明白了。我的选择就是接受这样的观点从而讨厌自己,或者是选择与之抗争。我选择抗争!我应该明白自己的身高没有问题!在某种程度上,我已经有了这样的领悟。我想我自己可以说'我够高了',我已经好了——就这样讲出来然后相信就行了!"

加里有必要再继续对自己孩子气的反应采取强硬态度。孩子气的特点就是在受到威胁的时候会强化自己的破坏作用。我让加里认识到,这恰好说明他已经对自己的孩子气有影响了。"不要放弃,"我鼓励他。"你除了不安全感以外,没有什么可失去的"。他的确没有放弃。通过探寻自己的动机,加里找到了为自己加油打气的口号:"我没有必要再长高了,我需要的是长大成人!"每次当他遭遇自己的孩子气时,他都会使用这样的断言。

加里的完美主义的生活方式其实是想通过塑造一个完美的角色来支配自己的不安全感。他生活中的真相其实很简单:我没有必要变得完美,我只需要更有安全感。这不是外界带给我内心的安全感(也就是说,通过取得成就的方式来获得安全感),而是由内心散发出来的安全感:"我并不需要长高才可以,我需要长大成熟。"没什么理由非要以青春期的孩子的眼光、孩子气的反应来看世界。

自我训练的回顾

评估你心中的孩子气在什么年龄段,这很有用。比如,爱发脾气的态度,可能说明你的内心是个缅怀两三岁时光的孩子:"不,让我一个人待着。我一句话也不想说!"要小心,如果你面对的是青春期的孩子,那么他可能会对身体特别关注。因为在青春期,外形的吸引包含了一切。这也是最让十几岁孩子觉得困扰的。

狂热的人

狂热的人是完美主义者的原型。他们可能会对任何事情狂热:工作、衣服、购物、食物、锻炼,几乎你能想到的一切。我曾经遇到过一个典型的狂热分子,他是个狂热的天文爱好者,和我的爱好相同。我所属的俱乐部有观测派对,成员们可以在星空下尽享美妙的夜晚。在我第一次参加这样的观星派对时,我就很惊讶地看着我身边的这个人搭建自己的装备。我们来看看他带的那些叮叮当当的附加设备吧:这个人的望远镜配备有钢制的加固三脚架、防露水装置、目镜、相机、光污染滤波片、星图,甚至还有电脑辅助跟踪仪。他穿着电池供电的袜子、手套,还有专为夜视准备的带红色手电筒的头巾。最后从他的车子后备厢里拿出的是一张轻便桌和可调整的折叠椅。他很骄傲地告诉我他对自己的望远镜非常痴迷。

我宁愿相信,自己在观星派对上碰到那位夜间活动的朋友,是真的出于激情,而不是出于想要控制的强迫冲动。当狂热主义受到热情的驱动,而不是"必须"的强迫式的不安全感的驱动时,这样的狂热通常都很有建设性,而且也是可以复原的。反过来也是如此,不管你是狂热地去体育馆健身,还是去参加俱乐部活动,或者是针对自己的工作:如果这样的狂热都是由不安全感驱使的话,那么这样的狂热就会变得具有破坏性和让人筋疲力尽。

你一定去过这一些人的家,看见过他们修剪整齐的草坪,或是惊叹于他们复杂精美的、精心维护的世界。在最初你可能很难分辨,究竟是真正的激情还是不安全感驱使他们取得了这样的成就。虽然在本章的后面我们会详细地解释这一重要的区别,但是现在如果你怀疑自己是一个狂热分子的话,就扪心自问自己是否感到快乐。如果你的生活方式是受到热情和激情驱动的话,你一定可以知道最后的结果——你会过着充满着幸福和满足的人生。另外一方面,如果你的生活反映出沮丧、压力、焦虑和抑郁,那么你该意识到自己狂热的生活方式可能也是你问题的一部分。

然而,就像我和妻子在大学时代认识的那一对夫妇一样,完美给你的才智带来了巨大的压力。就像一个赛跑选手,在头一百米的时候看起来很棒,但是这样的状态不会持续太久,而且不可能不出现严重的后果。

杰克是我的一个病人,焦虑且抑郁,他尽力地想要保持自己健康的生活方式。他不愿意接受这样的事实:自己50岁的身体在很多方面都已经开始老化、松弛和衰弱。他的腰围一直都保持严格的81厘米,他骄傲地宣称自己已经有两年没感冒了,而且他坚信,对自己而言,老化是"无稽之谈"!他练习举重和慢跑,固定去附近的健康食物商店购买食品。他也是个热心的厨师,他所做的豆腐菜肴,新鲜的果汁饮料,以及有机的素食都能媲美美食餐厅。杰克对自己的健康的确是狂热的。

当杰克执行自己严格的计划时,他感觉棒极了。他之所以来寻求治疗,是因为他的妻子、孩子、老板、账单以及职责都与他要保持永远年轻的雄心壮志发生了冲突。杰克的时间永远都不够。他总是一个下午都不能休息,也没办法得在外面待到很晚才回家。没有人能理解他的沮丧,他也开始变得焦虑起来。在经过了几次全面的惊恐发作之后,他给我打来了电话。

杰克的问题是,他没有尽力去平衡周围的环境以此来减轻焦虑,而是在已经就快让人窒息的生活上又火上浇油。比如,在他来进行第一次会面之前,他认定弹性是年轻的源泉,于是立刻报名参加了瑜珈课程(每晚他会在体育馆训练结束后去上课)。杰克对一件东西很狂热、狭隘、困扰和抑制不住——那就是控制。他不能容忍自己失去对年龄的掌控。

杰克最后死于脑瘤,但是至少在他的悲剧故事里还有一点安慰。在他过世的前几个月,他开始意识到自己的生活方式是多么的愚蠢。他本来到临死前都还很狂热:曾经一度,他想过飞到墨西哥去做神奇的癌症治疗。然而,最后他还是选择了和自己的家人朋友一起度过曾经失去的时光。

我不敢说杰克去世的时候是快乐的,但是我敢说他在面对死亡时是勇敢的。完美主义者浪费了太多自己的生命。在弥留之际,杰克明白生命不是用来控制的,是用来释放的。

控制型怪人

控制型的怪人很容易辨认。他们总是指挥、安排、控制和干涉别人的事务,他们通常都被认为是典型的活受罪的笨蛋!

克莱尔就是一个控制型的怪人,她与自己十几岁儿子的冲突使得她前来接受治疗。托尼是她的儿子,不堪其扰,下面是他对自己妈妈的抱怨:

她一点空间都不给我。我没有隐私。难道我想把自己的房门关上也有什么错吗?她以为我会在房间里做什么?我从来都没有惹过麻烦,我不抽烟,也不吸毒。为什么她还要这么怀疑我?她总是在我背后监视我。不管我做什么,她都要纠正。她随时都要知道我在哪儿,和谁在一起,在干什么。如果我忘记打电话回家,就要被禁止出门。接下来的两个月我都被禁止出门了!她强调说她有权利检查我的东西、读我的笔记和信件,甚至还要我把自己在 AOL(美国在线)上的密码给她。我才没这么蠢呢。我知道父母必须要监管自己的孩子,但她完全是疯了!

克莱尔在保持了缄默以后很久,才最后爆发出来:

听着,你是孩子,我是父母。如果我说你的房门必须开着,那就得开着。我不想给你任何解释。这到底是谁的房子?不要自己觉得没有什么错。你的态度让人讨厌。你还没有做家事,你是在破坏我的房子。

显然,克莱尔对自己的儿子太粗暴了,但是她的控制并没有限制住自己的儿子。她与托尼的父亲离婚了,根据托尼的父亲在早前和我的会面中的说法,离婚原因是因为不能忍受她的摆布。当我与托尼的辅导员交谈时,我才在无意中得知,克莱尔在托尼的学校里面是多么的让人难以忍受。她总是抱怨,不停地巡视,老是找麻烦。比如,当托尼的辅导员某个下午忘记给她回电话时,克莱尔就将这名辅导员告到了校长那里。克莱尔要求——而且也得到了——一个正式的道歉。

最初,克莱尔很难被打动。然而,她的确能认识到自己扭曲的行为。"我知道也许这样很神经质,但是我觉得一旦我放松对托尼的控制,我就会失去他。"一想到托尼有可能会陷入到非法药品和酒精的深渊之中,她就觉得惊恐无比。她也深信,并不是托尼的行为让她产生这样的想法,而是她的孩子气告诉她会这样——而她也屈从了自己的孩子气。她从来就没有想过自己的害怕会变成一个本身自然会实现的预言,托尼可能真的会采取实际行动,让她失望。她也从来没有想过,自己的婚姻,在托尼学校里的状态,甚至自己的友谊,都因为她不停增加的压力而受到了损害。

当克莱尔承认她有可能会失去托尼的时候,机会来了。这一点也正是克莱尔的软肋。想到会失去托尼,克莱尔顽固的傲慢退缩了,产生了另外一种不同的焦虑。克莱尔过去大多数的时间都在焦虑,但这是由于她的需求而产生的摩擦。失去托尼就不一样了,这是少数能让她感觉到无能为力的事情之一。毕竟,她已经习惯了去控制每一件事和每一个人。对于不能控制的人,她会将其从自己的生活中消除掉(比如她的丈夫和托尼的辅导员)。现在她被逼到了墙角。她没法控制托尼,也不能忍受没有托尼。最后,她的焦虑使她屈服,她意识到自己必须得做点改变了。

克莱尔和我在没有托尼的情况下进行了几个疗程。她意识到关于托尼的恐惧和怀疑背后,其实是深深的不安全感,可以追溯到自己的童年早期。她的父亲是一个脾气暴躁、爱酗酒的人,经常威胁着说要离婚或是抛弃她们。克莱尔尽力地在生活中寻找一切可以让自己感觉更有控制力的机会。她必须得做些什么,而且她的确也这么做了。她开始变得不受控制。作为一个孩子,她开始变得专横、好斗,而且狭隘。这样的方法还很奏效。当她感到无助和虚弱的时候,就会变得粗暴、有力和麻木不仁。她的座右铭就是："别想伤害我！"

　　将她过去的软弱和现在的控制怪人的本性联系起来，就可以推动她的改变了。她意识到，要想真正地获得安全感，就要鼓足勇气放手，或者至少应该放松控制。正如克莱尔发现的那样，安全感始于你相信自己的意愿。当然这需要你付出努力，但克莱尔最终欣喜地发现，要不是她做出了努力，情况会是多么的危险。

自我训练的回顾

相信自己的意愿会有助于治疗和提升安全感。

　　克莱尔努力运用"自我训练"的方法，托尼对此报以极大的热情。家庭生活很快就得到了改善。克莱尔有一段时间进行得并不顺利，但是托尼觉得只要她在努力就够了。克莱尔最后做得很好。

区别想要和必须要的不同

　　如果你怀疑条件反射式的思维使你陷入了完美主义的生活方式，那么是时候进行"自我训练"了。那么你怎么判断，自己想要在唱诗班里唱歌，装饰自己的起居室，或是参加马拉松的赛跑等这样一些愿望，究竟是受到合理的目标所驱动还是神经质的企图心呢？为了能够做出区分，你应当区别出你想要和你必须要的不同。它们之间的基本不同在于：

　　■ 想要受自我满足的愿望所驱动，并非是任何外在的、控制所驱动的动机。

　　■ 必须要受不安全感所驱动。是强迫性的、顽固的努力，想要尽一切努力让自己感觉更有控制力。

　　如果你想做的是受到合理的、真诚的愿望所驱使，那么就可能是想要。从另外一方面来说，如果涉及条件反射式的思维，感觉更像是强迫性的就是必须要。想要是一种强烈的和充满激情的体验，但并非完美主义的，因为你的动机并不是为了控制。这和必须要是相反的。你应当自己判断："我是感觉想要呢,还是感觉必须要?"

不要惊讶,在最初的时候,想要和必须要看起来是一样的。比如,你可能会听到自己这样说:"我想要我的房子一尘不染。"但是,仔细审视,你会发现,自己的孩子气反应在告诉自己,要是房子不是一尘不染的话,你就没法在屋子里放松和享受——更有甚者,你就会看起来不完美了。在这样的情形下,真相就是,你为了能感觉到有控制力而觉得自己必须要保持房子的一尘不染。要有耐心,运用你所有的"自我训练"的工具来帮助自己区分到底是你想要还是你必须要做某件事情。

自我训练的回顾

检验完美主义的方法:如果你所做的能够使你恢复健康和活力,那么就是有益的。如果你所做的让你筋疲力尽,倍感压力,或者是让你焦虑或抑郁,那么这就是不健康的。

拉里与自己宝马车的爱恨交加的关系

我的朋友拉里正处在理解必须要和想要的两难境地之中。他也知道自己是个爱车的狂热分子。每天为自己的宝马车清洗打蜡是再普通不过的了。他还有专门的骆驼毛刷子来清洁空调孔,每次要用车的时候他都会很沮丧,因为才用吸尘器清洁过的地垫又要弄脏了。他知道自己对车子太狂热了,但是他很热爱自己所做的这一切。这到底是必须要呢,还是想要?

对拉里来说,二者兼而有之。

拉里的确喜欢汽车,一直都是。他非常喜欢详细叙述自己车子的每一个细节。这显然是想要——没有外界的动机而感觉到自我满足。当控制欲开始出现,并达到一定的程度时,拉里的想要就变成了必须要。保持车的完美状态,不让车子被弄脏,不让他人踩塌地垫,这些不仅过度而且刻板(也就是,完美主义)。当车被弄脏,他对车的爱就变成了恨(非此即彼的思维模式),就再也谈不上享受了。他这样的情况就是强迫性的、极端的控制欲。

拉里肯定会告诉你,如果碰到下雨天,他漂亮的黑色车身上沾上了水印的话,他不仅会感觉到压力,而且也觉得不能享受坐在车里的感觉了,他没法觉得坐在车里是享受,除非他再次把车洗干净并重新打蜡。

　　拉里是完美主义的一个完美(在这里有双关的含义)例子,完美主义通常都会产生一个副作用:压力。压力是所有完美主义者抱怨得最多的:"我压力太大了,我需要休假"或是"我以前从来没有觉得这么大的压力。我的生活到底怎么了?"你是不是也经常感觉到压力呢?

　　你是不是还在为错误的目标而努力? 你的想要是不是变成了必须要呢? 你的生活已经变成了一个无期徒刑吗? 你还在等什么?

 自我训练建议

　　在以下的图表中左边一栏"完美主义者的行为"一项下列举出任何明星型的人、狂热型的人或是控制型的怪人的行为。在右边的刻度表上圈出近 3 个月以来,你注意到的任何相应的行为的强度。

　　如果你列举出了任何完美主义者的行为,把这些行为和对它们的自我评估写入自己的训练日志中,然后每个月重做一次这个自我测验,以此来评估自己在自我训练中取得的进展。只需要把你圈出来的分数相加即可。在训练中,你的分数肯定会逐渐下降。

完美主义者的行为	强烈程度		
例子:	弱	中等	强
1. 我知道我对自己外貌的关注 　太狂热了。可我没法不在意。	1　　2	3	4　　5
1	弱	中等	强
	1　　2	3	4　　5
2	弱	中等	强
	1　　2	3	4　　5
3	弱	中等	强
	1　　2	3	4　　5

第 5 部分

生活中的自我训练

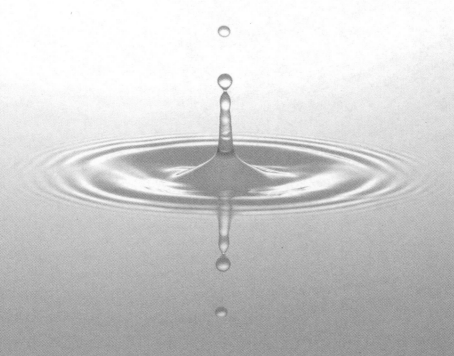

17 向焦虑和抑郁说再见

　　在引言部分,我提到过我曾经参加高中的橄榄球队。我下定决心去参加球队并不是一件容易的事。我当时只有 102 磅,而且怕得要死。如果你还能记得,你一定知道我当时参加球队的唯一原因就是希望给别人留下强壮的印象。虽然,我对踢球非常害怕,但还是发生了一些不同寻常的事情。这个"不同寻常"对你的理解来说是非常重要的,它与橄榄球没有关系,但是和自我释放密切相关。

　　第一天练习的时候,我就拿到了踢球的装备:肩胸垫、腰胯垫、腿垫、护膝,头盔、护齿。我以前从来没有见过这样的装备。在我住的附近,老式的棒球运动的典型装备都是缠着黑胶带,所以我一看到这样的装备,就觉得这东西真是太让人印象深刻了!我坐在衣帽间里,完全被迷住了。当我开始把这一堆由塑料、橡胶和泡沫做成的盔甲,调整好穿上的时候,我突然有一种奇怪的感觉,是以前从来都没有过的。我只是觉得全身心的平静和安定。衣帽间里到处都是嬉笑打闹的孩子和一片混乱的状态,我却有这样的心情还真是奇怪。

　　穿戴完毕,我站在了衣帽间的镜子前。我看到的不是一个瘦弱的孩子,而是一个完全变了样的我。我看起来就像是个巨人。不仅仅肩膀宽得像一座房子,腿由于泡沫护垫而显得格外粗壮,而且我还增高了足足有3.8厘米,完全是因为我穿的钉鞋的缘故——这真是太好了。走上场的时候,我觉得自己完全受到了保护,什么都伤害不了我。我的瘦弱的身体不再脆弱。我被一层外骨骼包围着,觉得自信而安全。然而,最让我感觉到震惊的就是,我居然第一次没有感觉到怀疑和害怕!一点都没有!这真是令人称奇的觉悟。没有人伤害得了我。我真心相信这一点,这让我感觉到了放松。我平生第一次将自己从不安全感中解放了出来。

我开始爱上了橄榄球,在 4 年里,我不计后果地狂热地踢球。我从来没有想过自己会受伤(虽然我有队友受伤)。这就是我想说的要点:并不是护垫让我刀枪不入,我愿意相信,这些精心设计的盔甲可以让我不必害怕。简单点说,就是我信任这些护垫。

在你去寻找能保护你的护垫之前,请记住,如果你能够学会信任自己和你的世界,你就能抛开那些不安全感、焦虑和抑郁了。"自我训练"可以让你平生第一次重拾信心。一旦你信任了自己,相信自己天生的才智可以应对而不需要控制生活的时候,你自然也会体验到近乎超体验的宁静的感觉,就像我多年前在衣帽间里第一次体会到的那样。

引起条件反射的敏感事件

既然已明白,条件反射式的思维在很多方面扭曲了你的观点、想法和情感,那么就不要再在无意中被不安全感破坏了自身的平衡。不管是"9·11"恐慌,还是对厄运的直觉,不论挑战你的力量有多么强大,你都要一样保持"自我训练"的反应:建立自信(使用"自我交谈"的每一个步骤),消灭不安全感,而不是助长它。

有的时候,特别是当你面对特别强烈的条件反射式的反应时——也就是我所说的面对引起条件反射的敏感事件时,你要推开、摆脱这些破坏性的反应,所需要的努力是巨大的。不管挑战有多么艰难,你都应当知道,现在你有武器可以应付它了。我给你讲一件我遇到的引起条件反射的敏感事件。

当我还是个大约五六岁的孩子时,在一个杂货店的水沟前看到半个次品货。我把这个宝贝从水沟里拣出来,一路跑了好几个街区,然后把这个宝贝送给我的妈妈。我把礼物一递给她,立刻就感觉到她好像误解我了。她看着那个次品,觉得我一定是偷来的,于是打算好好地教训我一顿。不顾我激烈的抗议,她把我拖到杂货店老板的面前,让我道歉。我被完全打败了! 本来只是一个表达爱的礼物,结果却变成了一个给人留下创伤的事件,以后只要察觉到任何不公平的现象，我都会因为这些敏感的事件而做出条件反射式的反应。

时间过去了50多年，几周前，我正倒车准备停进一个车位，没有注意到我准备停的车位右边有一辆车正准备倒车出来，车主显然没有看见我。我按了按喇叭（真的，我当时只是为了提出警告），并且继续往车位里倒车。那位车主是一位上了年纪的先生，从车上跳下来，对我大喊大叫："你这个畜生，你这个畜生！……你就像这里的其他畜生一样。你就是个畜生！"这个人的叫骂声非常激烈，吸引了一小群好奇的人。我试图让他平静下来，向他解释，我不过就是想把车停进那个空位而已。我本来是想用冷静、理智的劝告来平息现场的紧张的，可是反而让情形恶化了。我担心这个人最后要气出心脏病来，没得选择，我只好离开了。

这又是一个引发条件反射式的反应的敏感事件——没有做错什么，却被别人咆哮，还被指责做错了事情。要是在过去遇到这样的情形，我长期养成的习惯，我的条件反射，就会跳起来，摆出防卫的姿态："这个傻瓜怎么敢对我这样大吼大叫！我绝不能容忍。"当然，我承认当时也觉得情绪激动，差点就做出了进攻的报复。在这样的野蛮攻击下，谁能忍受得了呢？我的孩子气反应真的是非常想要控制住当时的状况。幸运的是，我的"自我训练"课程学习得很好，虽然那天我的感觉非常强烈，但我还是意识到，条件反射式的反应和条件反射式的思维模式总是会让人灾难性地急剧下滑，我不能就这么滑下去。

不管什么时候，孩子气的反应，特别是引起强烈反应的事件，让你与他人发生冲突，你都是要付出代价的。我没有屈服于自己的条件反射式的反应，我将自己拖出（更像是拽出）要和这家伙打一架的强烈愿望。几年前，如果我遇到类似的情形，我条件反射式地就会想要掌控局面，肯定就会造成某种情绪上的崩溃，接着就会不可避免地出现挥之不去的焦虑、沮丧、自我怨恨的想法："我太尴尬了。为什么我要把自己贬低得和那个家伙一样？我的举动就像个疯子。"幸运的是，我不再是自己不安全感的受害者了，我的孩子气反应再也不能颠覆我的世界了。

我在停车场的经历也证实了另外一个重要的观点。有一些引起条件反射式的敏感事件，因其创伤的影响和早期留下的烙印，也许是不可能完全消失的。有时,在某个会引起共振的情形下(与以前的创伤酷似),引起条件反射的敏感事件就会伸出他丑陋的头来挑战你。不管它怎么挑战你,只要你能够在自己的生活中明白并使用"自我训练"的方法,你就会知道所有条件反射反应——甚至是由于敏感事件引发的条件反射——都不能伤害你,只要你明白自己是有选择的。

"什么?",你可能会问。"'自我训练'没有办法消除我的过去和我所有的条件反射行为?"是的,不能完全消除,也没有这个必要,因为"自我训练"可以抑制任何条件反射式的行为,可以让这些行为变得无害。尽管敏感事件(条件反射式的反应)让人恼火,但"自我训练"的目标并不是完全清除你的过去,其目标是清除你的焦虑和抑郁。不管你不安全感的习惯有多敏感,只要通过激励的话语,"自我交谈"的方法和每天系统的努力训练,这些因素就算不能消除,也至少可以压制你的不安全感。

自我训练的回顾

没有必要让自我训练消除你所有的条件反射式的思维,只需要抑制这些想法即可。

习惯就是用来打破的

病人们经常会想要我知道他们有多紧张,有多"神经质",或是有多疯狂。我从不接受这样的想法。一开始我就说:"你唯一不对劲的就是你有一个坏习惯,缺乏安全感的坏习惯。"养成了任何习惯,不管是咬指甲,还是抽烟,都是不太容易改变的,但并不是就无法改变。你的条件反射式的思维已经形成了惯势——已经变成了你的尼古丁、烈酒和弱点。

"自我交谈"就是你消除破坏性的孩子气反应的工具,并代之以能持续一生的能力,让你拥有自然的、本能的机能。不要被自己缺乏安全感的顽固习惯给吓住了,要有与其抗争的心理准备。习惯,从其本质来讲,是讨厌改变的。马克·吐温在谈到自己抽烟的习惯时就说过"戒烟是最容易的事情,因为:我都已经戒了上万次了!"改变坏习惯需要持续的努力。必须挑战你的孩子气反应,不仅今天如此,每天都应该这样,一直到你把自己从焦虑和抑郁中解放出来为止。加油打气的鼓励话语,"自我交谈"的方法和每天系统的努力训练,这些都是帮助你摆脱不安全感习惯的所有必要因素。

我已经提到过,只有依靠你自己,才能开发出为你所用的积极主张。我通过多年帮助和训练病人摆脱焦虑及抑郁,自己也找到了一个常用的积极宣言(来源于"自我训练"的治疗原则5),我也希望你可以把这个主张添加到你的条目中去。不管什么时候,只要我的病人开始过分夸张自己所受的折磨,我就会肯定地向他指出:"这不过是个习惯罢了!"

我也希望你经常重复这句话:这不过是个习惯罢了。我还要提醒你,反复地提醒你,你现在所面对的并不是什么超自然的、恶魔式的或者是什么神秘的东西——无他,只不过是个习惯罢了。你可能对你的症状太过重视了。就好像我的病人艾拉曾经告诉我的那样:"你不知道,医生,我说的可是抑郁症!"艾拉对他的抑郁症充满了敬畏。他不明白其实这就是个习惯而已。对艾拉来说,需要做的就是挫败他的抑郁症,真实地看待这个症状,然后,用"自我训练"的方法,打破抑郁和不安全感的习惯。

也许你有点像艾拉,把自己的问题看成是无法应对的。然而,只要你能感觉到自己的安全并没有受到威胁,那你就应该勇敢地面对自己的痛苦,并且下定决心相信自己的"自我训练"计划(想想我的橄榄球护垫带给我的信心吧)。

信任就是去相信的意愿。信不信由你,你自己决定吧。回顾本书的内容,问问自己:"这一套训练计划是不是解释了我为什么会痛苦? 明白了由于控制欲而引起的条件反射式思维,是不是就解释了我的焦虑和抑郁?"如果你的焦虑和抑郁可以得到解释,如果你真的能够看到自己的孩子气反应所产生的效果,以及为了控制而采取的这么多有害的策略,你难道还不该采取下一步行动,在信心上实现飞跃吗? 为什么不承认有方法可以使你解放出来呢? 为什么不承认自己的痛苦其实就是一种习惯,一种缺乏安全感的习惯呢? 只要你开始这么做,你也会承认另外一个事实:习惯是可以打破的。

一些事实

我记得自己参加马拉松比赛的时候是 45 岁。为了重视这场比赛,我不停地想:"我可能参加这样的活动太老了。"我相信这样的想法侵蚀了我的努力,损害了我的成绩。那天晚上,我坐在家里看当地的马拉松新闻报道,看到了三个接受采访的老年人。这三位老人都已经跑完了马拉松,每个人都超过了 90岁。在我接下来的马拉松比赛中,我再也不觉得自己太老了。

那这与你有什么关系呢?其实就是提醒你要当心消极的情绪。你应当意识到,消极的情绪,不管看起来有多么的合理,总是值得质疑的。消极情绪是你孩子气反应的习惯的一部分,让你失去平衡,永远没有安全感。45 岁并不算老,还有年龄是我两倍的人在参加比赛。我差点听从了自己的孩子气。现在,又过去了十几年,我还在为跑下一次马拉松比赛做准备。有的时候,真相会随着时间的推移而更明显。

关于如何击败焦虑和抑郁,我能讲的就这么多了。你需要做的就是对自己的目标和期望多一点耐心和现实的态度。缺乏耐心,就像消极情绪一样,会将你吞噬,两者都是毒药。如果你正在戒烟,想必你一定知道"烟瘾又发了"是多么有破坏性。要说到对付消极情绪、缺乏耐心、懒惰、怀疑或是不信任,就要像你对付烟瘾一样,"这些正是我孩子气的反应在作祟"。

坚持练习

你应当长期坚持这个训练计划,以增加自己积极和健康的情绪上的肌肉。你那倔强的孩子气已经使你虚弱不堪了。为了改变现状,你需要通过自己的训练计划,每天锻炼你的控制情绪的能力,没有捷径可走。为了改变过去的习惯,你必须要重塑自己的思维和想法,特别是关于自身的。一旦你锻炼出了自信,接下来就水到渠成了。坚持下面列举出来的 7 个"自我训练"的治疗原则:

1. 每个人都会有不安全感。
2. 想法先于感觉、焦虑和抑郁。

3. 焦虑和抑郁是被误导的、想要控制生活的尝试。

4. 控制是假象，不是解决问题的办法。

5. 缺乏安全感是一种习惯，任何习惯都可以改变。

6. 健康的思维方式是一种选择。

7. 一个好的教练也是一个好的激励者。

既然你已经有机会可以消化"自我训练"的能量和精髓，你也就能明白为什么我等到现在才把 3 个最后的事实告诉你。这 10 个原则会一起将你生活中的焦虑、抑郁和恐慌都消除：

8. 你必须要挑战"别的人才能拯救我"的荒唐想法。

9. 你必须承担起改变的责任。

10. 你必须深信，自己真的有选择。

"随它去"的重要性

"自我训练"的计划包含了很多交织在一起的元素，如果一定要让我挑出一个能使你成功的、最重要的变量来，那么我会选择"自我训练"的第 3 个步骤：随它去，以及它的完成动作，积极地生活。为了强调这最重要的一点，我用我最近和妻子决定去上舞蹈课的经历来加以说明：

探戈，萨尔萨，还有梅伦格舞，听起来都觉得很有趣，不是吗？但是我很吃惊地发现，学习跳舞的体验不仅不让人觉得享受，还让人灰心丧气，筋疲力尽，并且还令人沮丧无比。不管多努力，我好像就是记不住那些姿势和音乐的变奏。这样的痛苦持续了一段时间，直到某天晚上，令人费解地，事情改变了。让我吃惊的是，我的脚好像知道该往哪儿去了——一点都不费力，也不痛苦。但是最让我惊异的在那一刻，也是第一次，我真的听到了音乐声！我太想、太专注于要跳对舞步了，居然从来没有意识到自己没有好好地去听（或者是享受）背景音乐。我终于达到了这样的程度，可以让我的努力"随它去"，并且随着音乐起舞。

在你试图用"自我交谈"的头两个步骤来摆脱自己的条件反射式的思维的

时候,你可能也会有像我一样沮丧的体验。就像学习跳舞一样,这些步骤也需要类似的关注、留意和练习。要认识到现在自己是在学习一种新的心理上的舞蹈,这一点非常重要,这个舞蹈包含了新的舞步和新的观念。有效的词汇就是耐心,因为不管是跳舞还是进行"自我训练",目标都不是步调本身,目标都是为了能够达到某个程度,自己可以让烦恼"随它去",并拥抱这一刻——能够听到音乐。

掌握"随它去"的最好办法就是活在当下。我最喜欢的一个禅宗的佛教故事是这样的:一个和尚,在山路上行走时遇到了一只老虎。看见自己行走的道路边上就是悬崖,悬崖上长了一棵藤蔓,这个和尚就跳了下去,抓住藤蔓。但藤蔓开始松动了,就在他快要掉下去摔死的刹那,这个和尚注意到藤蔓上长着一颗草莓。在临死前,这个和尚说的最后一句话是:"多棒的草莓啊。我要吃了它。"

这个故事完全阐明了活在当下的道理。对那个和尚而言,没有过去,没有未来,没有老虎,没有悬崖;有的只是质朴的当下里对那颗很棒的草莓的欣赏。随着你对区分自己的孩子气越来越在行,你就会想得更少,感受得更多。你就会让自己的怀疑、害怕和消极的情绪"随它去",让那颗美妙的草莓组成你的生活。

因为你的大多数训练都是在认知上的努力,使得你可以远离孩子气的歪曲反应,所以"随它去"需要练习和耐心。尽管如此,你还是会发现,自己孩子气的影响越来越小,而自己让烦恼"随它去"的能力在逐渐加强。你会变得有信心和自信。一旦你不再活在长期的害怕之中,就能鼓起勇气让自己的痛苦"随它去",让自己完全沉浸在欣赏落日,听歌剧,与孩子们嬉戏的喜悦和幸福中。

你怎么才能练就"随它去"的心态呢?只有一个方法。首先,通过"自我训练"的努力,你已经减轻了孩子气反应对你生活的强迫控制。然后,你开始周期性地练习如何活在当下,保持对生活的积极反应。一旦你沉浸在正在从事的活动之中,你就能让自己的想法"随它去"。不管是什么样的活动,是在打扫树叶或是正在进行晚餐,练习活在当下,感受各种感觉、印象、声音、味道和景象，但是什么都不要想，这就是"随它去"的方法。你就会及时地感受到越来越多的头脑之外的生活。你的头脑中将不再有焦虑和抑郁，所以，偶尔放松一下，吃一颗草莓吧。

准备好了吗，教练？

这就是我要说的全部了，也是我应该说的全部了。你拥有可以让自己的生活远离焦虑和抑郁的一切。如果我还有什么心愿的话，那就是希望你能够发现这一切真的是非常简单。从来都不复杂，只是让人觉得复杂罢了。只要你做好准备，过自己想过的日子，那么你的痛苦也就没几天了。记住，"自我训练"不单能解决你强烈的痛苦，而且还是一种生活方式。就像我每天起床慢跑一样，你也可以把"自我训练"当成是你一生中用来保持平衡、清晰和自发性的方法。你总是会遇到挑战、焦虑和抑郁，这就是生活。但是，运用"自我训练"的方法，你也总是能够回到自己的中心。

附录　训练日志格式

设计你自己的训练日志

建立训练日志没有什么对或者错的方式。完全取决于你，繁复或简单都可以，随你喜欢。我可以向你保证一件事：你的努力不会白费。经验已经证明，你从训练日志中所得到的反馈、感悟和强化，都是任何其他方法无法比拟的。这是持续的、客观的、系统的抗击焦虑和抑郁的最有效的方法。

虽然什么笔记本都可以，但我还是建议你用三联的活页本。三联活页本的好处就是你可以复制在附录中提到的练习，在需要的时候随时插入，或者是将其取下以做对比。你可以完全复制我在这里列出的练习，或者（出于适用的需要）你可以只是记下每一项的分数，后面再附上解释性的笔记。不管用哪种方法，你都可以随着时间的推移来评估自己训练的进展程度。

记住，这是你的训练日志，让它变得个性化一点。完全取决于你，你可以用任何自己喜欢的方法来个性化和使用自己的日志，让它激励和指导你自己。

我建议你的训练日志里应包含下面4个部分：

1. 为"自我交谈"的努力准备的部分。

2. 完成动作的部分。

3. 特定事件、领悟或是日常观察的部分。

4. 从本书中复现的相关部分的练习。

第 1 部分：自我交谈

自我交谈的复习

自我交谈步骤 1　将事实与想象分开，学会倾听

步骤 1 并不复杂，只是需要练习才能培养出倾听内心对话的技巧。从问自己一个简单的问题开始：我做出反应的想法是事实还是想象？

自我交谈步骤 2　摆脱条件反射式的思维

一旦你意识到自己孩子气的反应正在控制你的想法，那么就用在第 9 章推荐的视觉画面的方法来辅助自己摆脱孩子气的声音。

自我交谈步骤 3　随它去

无为而有为。当出现条件反射式的想法时，走开，分散自己的注意力，或者就干脆忽略那些缺乏安全感的想法，这是终极目标，对帮助你远离焦虑和抑郁来说是必不可少的。

描述任何你遇到的条件反射式的思维方式，包括用"自我交谈"的方法一步一步加以分析的过程：

_____

_____

_____

第 2 部分：完成动作

下面这些有控制欲的表达污染了我的生活：

_____

_____

_____

能让我明白与现在的痛苦相关的，一些过去的联系：

_____

_____

_____

训练日志格式

223

我注意到与我的焦虑和抑郁相联系的一些倾向和圈套：

_____

_____

_____

最近我留意到的一些先发制人的、被动的想法：

_____

_____

_____

我能用于改变我自己观念的一些线索，以及我从痛苦中所学到的东西：

_____

_____

_____

第 3 部分：每日观察

各种领悟、感觉、事件和观察：

_____

_____

_____

_____

_____

第 4 部分：练习

该部分包括我在各章结尾处提到的所有训练建议。我把这些练习分成 3 类：

1. 每日练习。尽量把这些练习都包含在你的训练日志的条目里。

2. 每月练习。这一类练习主要是帮助你监控自己的"自我训练"的进展。

应当定期地出现在你的日志中。

3. 必要的练习。你自己判断是否需要这一类练习。

下面是所有"自我训练"的练习和评估的清单。你可以按照标注,在每一章的结尾处找到这些条目。

每日练习

1. 感受自己失控的时候(第6章)。

2. 思维的陷阱(第6章)。

3. 记录完成动作的成果(第10章)。

每月练习

1. 评估抑郁症状及其严重程度(第4章)。

2. 评估自然的和破坏性的焦虑症状(第5章)。

3. 评估自己的缩头乌龟倾向(第14章)。

4. 评估自己的变色龙倾向(第15章)。

5. 评估自己的完美主义倾向(第16章)。

必要的练习

1. 内心的——外部的体验:要学会走出自己的头脑(第1章)。

2. 判断自己的痛苦是根源于焦虑还是抑郁,又或者是二者兼而有之(第3章)。

3. 控制的愿望是受健康的心态驱使还是受不安全感的驱使——分辨其不同(第7章)。

4. 区别直接的"自我交谈"、间接的由不安全感所驱动的想法,以及自然的、间接的想法之间有什么不同(第8章)。

5. 评估"自我交谈"的反应(第9章)。

6. 调换频道(第9章)。

7. 寻找让自己落入圈套的体验(第10章)。

8. 与先发制人的和被动的思维作斗争(第10章)。

9. 使用给自己打气加油的话语(第11章)。

10. 判断自己是如何以及为何会焦虑的(第12章)。

训练日志格式

225